歯科衛生士のための
口腔ケアと摂食嚥下リハビリテーション
改訂版

編
植田耕一郎
阪口　英夫
糸田　昌隆

一般財団法人　口腔保健協会

はじめに

　近年，障害者歯科医療や高齢者歯科医療の分野において，口腔ケアや摂食嚥下リハビリテーションの重要性が注目されています．ケアやリハビリテーションは人間の生命維持に対する手助けであり，その考え方は広く一般にも浸透しつつあります．歯科の分野ではこれらの領域に対する研究・実践はまだまだ始まったばかりであり，次世代には更なる発展が期待されるところです．そのためには歯科医療関係者の教育カリキュラムとして，口腔ケアや摂食嚥下リハビリテーションが必須である必要性があり，教員や教育資料の整備も急務であると考えています．

　歯科衛生士の教育制度は平成17年の歯科衛生士学校養成所規則改定により，2年制の教育課程から3年制への移行が行われました．カリキュラムの延長に伴って，多くの歯科衛生士学校にて口腔ケアや摂食嚥下リハビリテーションを教える機会が増えてきています．これからの歯科衛生士には，審美歯科やインプラントと同様に口腔ケアや摂食嚥下リハビリテーションの知識は必ず知っておかなければならない項目であるといえるでしょう．

　本書は，そのような教育の現場や医療の現場からの意見に対応した形で作られました．執筆された先生方には，これから口腔ケアや摂食嚥下リハビリテーションを学ぶ人たちのために，基礎として知るべき内容を中心にわかりやすい記述にて原稿を作成して頂くようお願いしました．また教科書という観点だけではなく，現場にて日々医療に従事している歯科医療関係者にも役立つ実践情報を含んだ内容にもなっています．そのため，現場をしばらく離れ，これから復帰を目指している方々にも大いに役立つ内容ではないかと思います．

　注目の分野において，忙しい日々を送られている執筆者の先生方には，情熱を越えて多くの英知を盛り込んだ原稿を頂けたことに，感謝申し上げます．そして本書の企画・原稿調整，編集をご協力いただいた口腔保健協会　担当者およびスタッフの方々には並々ならぬご尽力を頂き重ねてお礼申し上げます．

　読者が日々の現場にて本書を役立て，患者さんやそのご家族に幸福をもたらすことを祈念いたします．

平成31年3月

阪口　英夫
編集者一同

目　　次

第1章　口腔ケアと摂食嚥下リハビリテーションの歯科との関係……………………………1
　　1．口腔ケアと摂食嚥下リハビリテーションを歯科医療従事者が学ぶ必要性／2
　　2．口腔ケアと摂食嚥下リハビリテーションの関係／7
　　3．口腔ケアと摂食嚥下リハビリテーションの将来／8

第2章　摂食嚥下障害の概要…………………………………………………………………11
1　摂食嚥下機能とは………………………………………………………………………12
　　1．はじめに／12　　2．経口摂取と危険性／12
　　3．摂食嚥下障害とは／13　　4．摂食嚥下機能の発達／14
　　5．摂食嚥下リハビリテーションのチームアプローチ／17
　　6．摂食嚥下リハビリテーションに用いられる用語／18
2　摂食嚥下機能のしくみと器官…………………………………………………………20
　　1．摂食嚥下機能に関連する器官／20　　2．摂食嚥下機能のしくみ／25
　　3．正常な嚥下運動／27

第3章　摂食嚥下障害の病態…………………………………………………………………31
1　小児・障害児における摂食嚥下障害…………………………………………………32
　　1．はじめに／32　　2．小児の摂食嚥下障害の原因および発達障害因子について／33
　　3．まとめ／49
2　脳卒中患者の摂食嚥下障害……………………………………………………………50
　　1．はじめに／50　　2．脳卒中患者の摂食嚥下障害／55
　　3．摂食嚥下障害リハビリテーション／56
　　4．急性期脳卒中における肺炎と経口摂取移行／57
　　5．口腔ケアと歯科診療／58
3　人生の最終段階ある患者の摂食嚥下障害……………………………………………62
　　1．はじめに／62　　2．人生の最終段階とは／62
　　3．人生の最終段階における摂食嚥下障害の原因／63
　　4．人生の最終段階における摂食嚥下障害への対応／65
　　5．人生の最終段階における栄養摂取方法／68
　　6．おわりに／69
4　オーラルフレイルと口腔機能低下症…………………………………………………71
　　1．はじめに／71　　2．オーラルフレイル／71
　　3．口腔機能低下症とは／72　　4．口腔機能低下症の診断基準／72
　　5．口腔健康管理とは／72

第4章　摂食嚥下リハビリテーション………………………………………………………75
1　摂食嚥下障害の評価法…………………………………………………………………76
　　1．摂食嚥下障害のスクリーニング／76
　　2．摂食嚥下障害の検査法／82
2　摂食嚥下障害の治療と訓練……………………………………………………………92
　　1．はじめに／92　　2．摂食嚥下障害とは／92
　　3．摂食嚥下障害に対する治療的アプローチ／96
　　4．摂食嚥下障害に対する歯科的対応／110

3 摂食嚥下障害の栄養法……………………………………………………………………… 114
　　1．エネルギー／114　　2．三大栄養素／117
　　3．摂食嚥下と多職種協働による栄養管理（栄養ケアマネジメント）／123
　　4．おわりに／131

第5章　口腔ケア「オーラルヘルスケア（OHC：oral health care）」……………… 135

1 口腔ケアの効果と分類……………………………………………………………………… 136
　　1．はじめに／136　　2．口腔ケアに期待される効果／137
　　3．口腔ケア（口腔健康管理）の分類／138　　4．口腔ケアの実施時期や対象／141
　　5．口腔ケアが実施される場所／142
　　6．歯科衛生士が訪問して口腔ケアを行う際の制度的背景／143
　　7．介護予防通所系・通所系サービスで口腔ケアを行う際の制度的背景／143
　　8．施設サービスで口腔ケアを行う際の制度的背景／143

2 口腔ケアの方法（専門的口腔ケア）……………………………………………………… 146
　　1．事前の情報収集／146　　2．現場での情報収集／148
　　3．口腔ケアプランの作成，説明と同意／149
　　4．口腔ケア前の確認，準備／154　　5．口腔ケアの実施／160
　　6．口腔ケア後の確認，後始末／180　　7．口腔ケア実施後の評価，記録，報告／180

3 口腔ケアの用具　…………………………………………………………………………… 182
　　1．用具の選択／182　　2．各清掃法に用いる用具／182

4 義歯………………………………………………………………………………………… 188
　　1．観察／188　　2．清掃／189
　　3．義歯の取り外し／192　　4．保管方法／192

5 口腔清掃を中心とした口腔ケアを行う際の留意事項…………………………………… 193
　　1．口腔清掃時の主な問題点と対応／193

第6章　歯科衛生士のための基礎知識…………………………………………………… 197

1 各種医療職による協働アプローチ………………………………………………………… 198
　　1．はじめに／198　　2．回復過程に合わせた口腔ケア／198
　　3．身体障害の理解と把握／201
　　4．口腔機能を向上させる機能訓練法について／205
　　5．正常嚥下時の口腔機能のメカニズム／208

2 歯科衛生士における知識と技術…………………………………………………………… 213
　　1．口腔ケアから口腔機能回復へ／213
　　2．口腔機能回復に必要な機能評価／213
　　3．各口腔器官における機能評価手順と評価項目／213
　　4．各口腔器官機能訓練方法の目標と手技／220
　　5．様々な症状に対する口腔機能療法の訓練方法とポイント／232
　　6．リハビリテーション時期（回復期）から維持期へ／234
　　7．維持期訓練の考え方と作成方法／235

索引……………………………………………………………………………………………… 236

第1章

口腔ケアと摂食嚥下リハビリテーションの歯科との関係

1 口腔ケアと摂食嚥下リハビリテーションを歯科医療従事者が学ぶ必要性

1）はじめに

　1990年代前半まで，口腔ケアや摂食嚥下リハビリテーション分野の学問は歯科医師，歯科衛生士教育課程の中にはなかった．歯科医師や歯科衛生士の大半が，歯科診療所に勤務し，病院や施設に勤務する歯科医師や歯科衛生士は少数であったため，あまり必要性が感じられなかったのではないだろうか．近年，高齢社会の急速な進展で，全身疾患や障害をもつ高齢者の増加により，個人開業の歯科診療所であってもそのような患者が来院する機会が増え，地域公衆衛生活動において要介護高齢者に接する機会も増加していると思われる．平成元年ごろより広がった訪問診療や平成12年より施行された介護保険も，歯科医療分野への口腔ケアや摂食嚥下リハビリテーションの導入に影響を与えているといえる．

　以前の要介護高齢者に対する歯科診療を解説する書籍には，要介護高齢者がもつ基礎疾患に対する注意事項を掲載したものが多く，初期の書籍には口腔ケアや摂食嚥下リハビリテーションは，ほとんど登場していない．当時は歯科治療を施す機会の方がはるかに多く，偶発症や合併症に注意することに主眼がおかれていたのである．

　現在では，要介護高齢者や障害者の歯科治療と口腔ケアや摂食嚥下リハビリテーションが切り離して語られることはなく，それらを基礎として歯科治療を進めていくことが，要介護高齢者や障害者歯科診療では通常となっている．

　今後，社会の高齢化は益々進み，歯科医師・歯科衛生士は特殊な場合を除いてその大半が高齢者医療に何らかの形で関わるものと推測される．従来の健常者のみを対象とした歯科医療から，健常者を含め，若年障害者から要介護高齢者までを網羅した「全人的医療」に変貌をとげるには，口腔ケアや摂食嚥下リハビリテーションは必要不可欠な項目となる．

　以上のことを踏まえて，本項では口腔ケア，摂食嚥下リハビリテーションの歴史と，今までの歯科との関わりを紹介し，将来においてどのように関わりをもつのかを説明する．

2）口腔ケアと摂食嚥下リハビリテーションの歴史

　口腔ケアや摂食嚥下リハビリテーションは，歯科医療の分野だけで発展したものではない．口腔ケアは看護分野，摂食嚥下リハビリテーションは医科のリハビリテーション分野でも大きな発展があり，それと歩調を合わせるがごとく歯科医療分野での興味関心が高まることとなった．現在では口腔ケアも摂食嚥下リハビリテーションもすべての歯科医療関係者に必須の知識といわれ，歯科医師や歯科衛生士の教育に取り入

れられており，歯科医師国家試験にも出題されている．

　本章では，まずは口腔ケアと摂食嚥下リハビリテーションがどのような歴史をたどり歯科医療分野に進展していったかを解説し，今後どのように歯科医療関係者が取り組むことになるのか解説したい．

3）口腔ケアの歴史

　口腔ケアの原点は，諸説様々であり1つに絞ることはできない．しかし，口腔ケアという用語が初めて使われたのは歯科医療現場ではなく，看護・介護の現場であるということは諸説のなかで一致した見解である．ケアという用語は一般的な日本語に合わせると「看護・介護」という意味で用いられることが多い．反してキュア（Cure）という言葉は「治療」を意味する使われ方をしている．

　口腔ケアは英語での"Oral care・Mouth care"を日本語訳したものであると考えられている[1]．その原点ともいわれる書籍が30年以上も前に米国で出版されている．アメリカのコロンビア大学歯学部教授のAustin H. Kutscher（オースティン・H・カッチャー）が中心となり編纂した"The Terminal Patient Oral Care"（終末期患者の口腔ケア）である（図1-1）．この書籍は世界で初めて"Oral care"をタイトルとして出版されたものであるが，歯科医学や看護学ではなく，死生学の書籍として出版された．

　1960年代の後半，アメリカでは病院で亡くなる人の増加を捉え，人生の最終段階にある医療のあり方について，盛んに議論されていた．今となっては当たり前になった緩和医療（がんの終末期医療）はこの頃生まれたものとされている．筆者のカッチャーは別の書籍で「高齢者あるいは終末期入院患者の口腔が抱えている様々な問題・

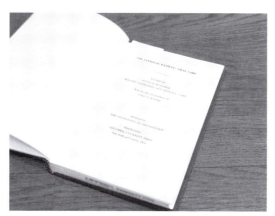

図1-1　終末期患者の口腔ケア（The Terminal Patient Oral Care），カッチャー著

不健康な状態は，たいていは不十分・不適切な処置・治療が施されているか，あるいは全く無視されている」と述べており，人生の最終段階にある患者における口腔ケアは，アメリカでさえ重要視されていなかったことが推測される．カッチャーは人生の最終段階にある患者の口腔が悲惨な状況にあることは，その患者の尊厳に関わることであるとし，適切な口腔ケアが施されることが必要であると書籍で述べている．

　日本では1990年代に入り，一部の医師・歯科医師と看護師によって口腔ケアの問題が討議されるようになり，その有志で結成された口腔ケア研究会（現：日本口腔ケア学会）が発足した．出版物としては，『口腔ケア：愛知県歯科医師会監修』（朝日出版）が「口腔ケア」の用語を用いた初期の書物として有名である．しかし，当初はそれほど注目されず，歯科医師や歯科衛生士でさえも「口腔ケア」の正確な意味を理解しているものは少なかった．

　口腔ケアが現在のように一般的に知られるようになったのは，平成6年に『高齢者ケアプラン策定指針：厚生労働省老人福祉局監修』（厚生科学研究所刊　1996）が出版されたことがきっかけとなった（図1-2）．この本はアメリカのMDS（Minimum Data Set）と呼ばれる老人介護ケアプラン策定方法を日本で使用するために厚生労働省が識者を招聘し，研究・編纂した書で，前述したMDSを日本の環境にあわせ改変し紹介した．

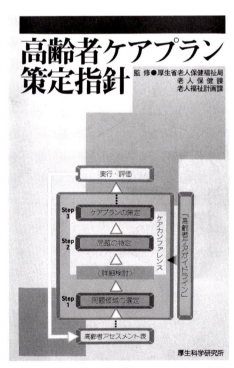

図1-2　高齢者ケアプラン策定指針の表紙

それまでの老人病院では，高齢者が持つ基礎疾患の治療に重点がおかれ，介護に関する問題への対応はあまり重点がおかれていなかった．そのため増加する高齢者のために医療費が高騰することが懸念され，あらたな社会保障制度の創設とともに，介護に関しても科学的なスケールをもって，対応することが必要になった．

　MDSはアメリカのナーシングホーム（日本における老人介護施設）で使用された介護計画（ケアプラン）策定指針で，日本でもこの方式を導入するために実験的に老人病院の介護計画策定に使用するよう厚生労働省は指導を行った．さらにケアプランを実施している老人病院には診療報酬の上乗せを図ったため，多くの老人病院にて「高齢者ケアプラン策定指針」を採用することになったのである．

　「高齢者ケアプラン策定指針」では350に及ぶ項目について，身体状況や社会環境などを中心に調査（アセスメント）し，問題点を抽出した上でケアプランを策定する必要を説いていた．この中には「口腔の問題」という独立した項目が存在し，これについてアセスメントを行い問題が発見されると自動的にケアプランを立案しなければならない仕組みになっていた．口腔の問題に関するアセスメント項目は7項目のみであったが，この項目に該当する入院患者は，試行を行った老人病院で54％の入院患者に「口腔に問題あり」という結果[2]をもたらすものとなった．

　当時の厚生労働省・高齢者ケアプラン策定指針検討委員会には歯科医師の代表者が参加しておらず，口腔ケアに関する記述はアメリカのＭＤＳを直訳したために不自然な記述もあった．そのために数人の歯科医師からはその相違点も指摘されたが，口腔ケア自体がそれほど知られていなかったために，あまり問題にはならなかった．しかしそれまで，口腔ケアという用語を含めて一般的ではなかったため，高齢者ケアプラン策定指針を実施した現場では，対応に苦慮する場面が増加し，次第に口腔ケアについて専門知識を欲する声や，問題のある患者への対応方法を知りたいという声が増していった[3]．

　このようにわが国では，アメリカよりもたらされた介護計画策定方法の導入がきっかけとなり，老人医療や介護の現場から口腔ケアの必要性が訴えられるようになり，介護保険制度の創設も後押しとなって，口腔ケアが普及したといえよう．当初は口腔ケア＝口腔衛生という概念で考えている人も多かったため，歯科医療界のなかでは健常者の日常ケアを含めて口腔ケアとよぶ人もいるが，口腔ケアの根本は障害者ならびに要介護高齢者や人生の最終段階にある患者の口腔問題を主体としたケアを口腔ケアと総称することが正しいといえよう．

4）摂食嚥下リハビリテーションの歴史

　摂食嚥下リハビリテーションの起源は，1950年代のヨーロッパであるとされてい

る．この頃の摂食嚥下リハビリテーションは主に障害児が対象のリハビリテーションであったといわれているが，現在の脳血管障害における摂食嚥下リハビリテーションの源流であると考えられている．欧米での成人・高齢者における摂食嚥下障害の問題は，1970〜80年代になって顕著化し，それに対する取り組みや研究もこの頃になって盛んになってきたといわれている．1980年代は米国における摂食嚥下リハビリテーションが飛躍的に進展した時代で，嚥下造影検査（VF）がこの時代に有効に使えるようになり，その検査結果をもとにした口腔期，咽頭期，食道期の治療が可能になり発展していった[4]．

わが国では当時昭和大学歯学部の金子芳洋先生（明海大学客員教授）が書かれた本『食べる機能の障害』が，摂食嚥下リハビリテーションについて日本人によって日本語で書かれた最初の書籍である．金子芳洋先生は，1970年代にアメリカにて学び，さらに日本に帰ってから10年の歳月をかけて臨床を行い，その結果この本を出版した．当時の日本には摂食嚥下障害について書かれた本はなく，それから長い間，この分野に関わる人々の聖書といえるべき本となったのである．

また，耳鼻咽喉科領域では嚥下障害に対しての研究目的にて「嚥下研究会」が1981年に設立され，2004年には「日本嚥下医学会」と名称を変更し，現在も活動を行っている．

1990年代に入って，わが国の摂食嚥下リハビリテーションに大きな影響を与える出来事が起こった．「摂食嚥下リハビリテーションの社会保険診療報酬導入」である．1994年の診療報酬改定で新たに導入された摂食機能療法は歯科医療側から提案され，医科診療報酬にも導入が行われた．当初は但し書きとして「摂食嚥下障害をもつ心身障害児を対象に行うこと」と規定されていたが，後の疑似解釈にて「脳血管障害等の摂食嚥下障害」にも適応されることが発表された．

診療報酬に組み込まれることによって，摂食嚥下リハビリテーションに対する関心も高まり，翌1995年には日本摂食嚥下リハビリテーション研究会（現：日本摂食嚥下リハビリテーション学会）の設立総会が行われた[5]．総会会場には1,000余名にも及ぶ参加者が集まり，関心の高まりはその頃から加速度的に広がっていった．現在の日本摂食嚥下リハビリテーション学会には，毎年6,000名を超える参加者があり，歯科医療界だけではなく，医科領域，リハビリテーションセラピスト（理学・作業・言語療法士），看護師なども多く参加している．

2006年10月には介護保険制度の大幅改正が行われた．この改正では，居住費・食費に関する給付の見直しが行われたが，なかでも摂食嚥下リハビリテーションに大きな影響を与えたのが，「栄養ケアマネジメント」に関する改正である．この改正では従来から給付されていた施設入居者の食費に関して，入居者本人から実費で徴収する

ことを規定したのであるが，給食管理費に相当する部分は「栄養ケアマネジメント」を行うことによる加算として評価したものであった．「栄養ケアマネジメント」は施設入居者の栄養状態を個別に評価して，それに対応したケアプランを立案し，実行する方法である（栄養の項 P.114 参照）．そのなかで，特に重視されていたのが経口摂取の促進および維持であった．経口摂取を促進するためには，時間とコストが必要になるため，介護保険ではこれらの評価に「経口移行のための加算」という項目を新設したのである．また，食事の経口摂取を維持するための取り組みも同時に評価された．2015 年にはさらに介護保険制度が改正され，それまで義務付けられていた要件[6,7]を緩和し，ミールラウンドを行うことで，対象者の食事状況を判定し，経口摂取を維持する方法を主体とする取り組みに対して評価する制度になった．

わが国における摂食嚥下リハビリテーションの発展は，高齢社会の問題として時代のニーズに反映するかたちで進んできたといっても過言ではない．これからも高齢社会が進展することによって，摂食嚥下リハビリテーションのさらなる進化が予測できるのである．

2 口腔ケアと摂食嚥下リハビリテーションの関係

口腔ケアと摂食嚥下リハビリテーションの関係を考える1つの例として，誤嚥性肺炎の予防がある．

誤嚥性肺炎（aspiration pneumonia）は，気管への細菌・汚染物の誤嚥下によって起きる．要介護高齢者の死亡原因第1位は「肺炎」で，その80％以上が誤嚥性肺炎であるといわれている．誤嚥性肺炎の発症には3つの要因があると考えられている．1つは自立清掃が困難になり，口腔内が汚染されることによって感染性物質が増加することにある．2つ目は嚥下障害が発生することによって，誤嚥の機会が増加し感染性物質が気道内に容易に進入することである．さらに3つ目は気道内に侵入した汚染物に対して排出することができないほどの体力の低下や，感染に対する抵抗力の減弱である．

誤嚥性肺炎の予防には口腔を清潔な状態に保つための口腔ケア，誤嚥の機会を減らすための摂食嚥下リハビリテーション，抵抗力を付けるための栄養ケアが重要であるといえよう．特に口腔ケアと摂食嚥下リハビリテーションは高い効果があるとされ，高齢者介護の現場では寝たきり防止の観点からも積極的に取り入れられている．口腔ケアと摂食嚥下リハビリテーションの両者は，どちらか一方だけの提供でよいということはなく，両者を最大限効率的に実施することによって誤嚥性肺炎は予防できるのである．このことからも口腔ケアと摂食嚥下リハビリテーションは関係が深いといえ

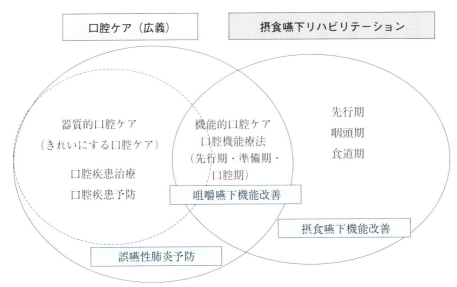

図1-3　口腔ケアと摂食嚥下リハビリテーションの関係

る（図1-3）．

　口腔ケアは当初，歯科において口腔疾患の予防をするための口腔衛生という認識が強かったため，口腔の清潔を保つ（＝きれいにする）という概念が一般的であると思われていた．しかし，多くの歯科医師から，口腔ケアを行うことによって摂食嚥下障害の改善がみられるとの報告[8]がされ，口腔ケアと摂食嚥下リハビリテーションは大変密接に関係していることが現在の常識になっている．口腔ケアは清掃を行うことによる刺激，保湿剤による味覚刺激，口腔粘膜の湿潤で滑沢性や運動性の向上など，口腔諸器官の賦活作用が期待できる．また，実際嚥下訓練を実施する前段階に行い，嚥下訓練中に起こる誤嚥から肺炎になる危険性を低下させる目的でも行われる．現在，日本口腔ケア学会が口腔ケアの定義として用いている言葉に「口腔ケアとは，口腔の疾病予防，健康保持・増進，リハビリテーションによりQOLの向上をめざした科学であり技術である（1994年　山中克己）」[9]とあり，口腔ケアと摂食嚥下リハビリテーションの関係を認めている．

3 口腔ケアと摂食嚥下リハビリテーションの将来

　口腔ケアと摂食嚥下リハビリテーションの将来は，この技術が一般的に普及し，いつでもどこでも十分なサービスが受けられるようになることである．嚥下障害の原因疾患になることが多い脳血管系の疾病は一部を除き図1-4に示すように，急性期→亜急性期→回復期→慢性期→維持期の経路をたどるのが一般的である．患者はそれぞ

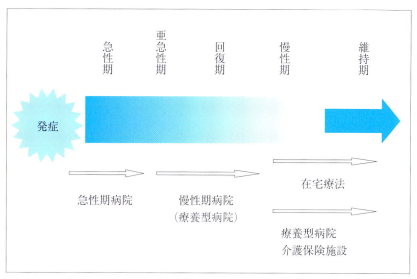

図1-4 嚥下障害発症からの経路

れの時期で医療機関や施設，在宅，地域を移動するため，それぞれの時期に適したケアやリハビリテーションを受けることが必要となる．

　現在の口腔ケアや摂食嚥下リハビリテーションは，病院などの医療機関では盛んに行われているが，在宅や施設での実施は非常に少数であるといわれている．そのため患者の中には十分な口腔ケアや摂食嚥下リハビリテーションを受けられない人も出てくる．それを防ぐためには，口腔ケアや摂食嚥下リハビリテーションの技術普及が必要であり，そのための教育・研修制度の充実が必要である．

　これから歯科医療を担う専門職は，基礎知識として口腔ケアや摂食嚥下リハビリテーションの分野を理解していることが重要であり，プライマリーケアとして歯科診療所で行われている一般診療にも，これらの知識や経験を生かすことが必要になると思われる．さらに歯科衛生士にあっては，今後老人介護施設のみならず，病院に勤務する就業形態も増えることが予想され，口腔ケアや摂食嚥下リハビリテーションについてのさらなる専門知識が必要とされると考えられる．今後歯科衛生士教育の中でもこれらについての教育がさら重要性をもつと推測される．

（阪口英夫）

文　　献

1）金子芳洋：口腔ケアに取り組む視線，食べる機能を回復する口腔ケア，歯界展望別冊，8～16，2003.
2）厚生省老人保健福祉局監修：高齢者ケアプラン策定指針，厚生科学研究所，東京，206～239，1994.
3）阪口英夫：いまケアの現場でできること．歯科展望，94（5）：1040～1042，1999.
4）金子芳洋：要介護高齢者の口腔，摂食・嚥下の重要性―口腔ケアの歴史的変遷，GP-Net 2005（4）：44～50，2005.
5）金子芳洋：本学会誌創刊に際して，日摂食嚥下リハ会誌，1（1）：1～2，1997.
6）日本健康・栄養システム学会編：平成17年度厚生労働省老人保健事業推進等補助金（老人健康増進等事業分）「施設及び居宅高齢者に対する栄養・食事サービスのマネジメントに関する研究会」報告書，東京，8～14，2005.
7）日本療養病床協会・食事と栄養委員会編：さあ始めよう栄養ケアマネジメント，厚生科学研究所，東京，143～158，2006.
8）植田耕一郎：脳卒中患者の口腔ケア，医歯薬出版，東京，1～7，1999.
9）鈴木俊夫監修：口腔ケア実践マニュアル，日総研出版，愛知，13～17，1994.

第2章
摂食嚥下障害の概要

1 摂食嚥下機能とは

1 はじめに

　日本人の平均寿命は年々長くなり，2016年には男性で81.09歳，女性では87.26歳となった[1]．一方で，要介護者の数も年々増加し，何らかの支援や介護が必要とされる方（要介護者）は2017年5月で634万人になり深刻な問題となっている．日常生活を制限なく暮せる期間を健康寿命といい，2016年の平均健康寿命は男性で72.14歳，女性で74.79歳で，この年の平均寿命より男性で8.84年，女性で12.35年短かった[2]．この平均寿命と健康寿命の差が要介護状態の期間にあたるため，健康寿命を延ばし，平均寿命と健康寿命の差を短くすることが喫緊の課題である．

　ある調査[3]によると，歯応えのある食品を咀嚼可能と回答した者はできないと回答した者に比べて，健康寿命が平均で2年以上長かったことが報告されており，口腔機能を維持することが，健康寿命を延ばす重要な鍵といえる．歯科衛生士は，口腔の専門家として，口腔ケアをはじめとする摂食嚥下障害の検査・評価・訓練を熟知し，口腔機能を維持するための知識や技能を身につけていることが今の時代に求められている．

2 経口摂取と危険性

　経口摂取において高齢者，特に要介護高齢者や障害児・者に対しては，低栄養や脱水はもちろんのことであるが，生命に直接関係する肺炎と窒息については十分注意が必要である．

　2016年の人口動態調査[4]によると，この年で肺炎が原因で死亡した方は119,300人で，日本人の死因の第3位であった．さらにその内訳をみると，97%以上が65歳以上の高齢者であり，半数以上が食物や自身の唾液の誤嚥（ごえん）が原因の「誤嚥性肺炎」といわれている．また，2,659人が家庭内で食物の誤嚥による気道閉塞（窒息）が原因で亡くなっている．

　経口摂取の継続が困難な患者に対して，胃瘻（いろう）が造設される．胃瘻とは，胃にあけられた外部までつながる孔のことで，そこから栄養剤を注入することで，口腔を介さずに栄養を摂取することができる．ただし，そのような胃瘻を造設した患者の中には，

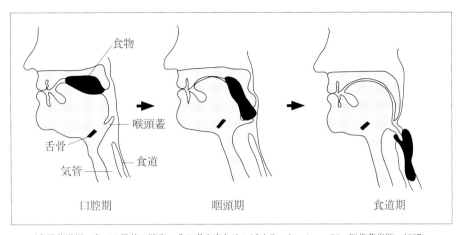

(金子芳洋編：食べる機能の障害 その考え方とリハビリテーション, p.24, 医歯薬出版, 1987)
図2-1 成人における嚥下のしくみ

少量であれば経口摂取が可能な場合も多く,"胃瘻造設患者＝経口摂取が全くできない患者"ではないことに留意しなければならない.

3 摂食嚥下障害とは

摂食嚥下とは,食事を口に取り込んでから,口腔内で処理し,咽頭,食道を経由して胃に到達するまでの一連の行為をさす.摂食嚥下障害とは次のいずれかの時期で摂食嚥下の機能が障害されることで,先行期,準備期,口腔期,咽頭期,食道期の5つの時期に分けて解説する（図2-1）.

1）先行期障害

食事を認識し,どのように食べるかを決め,食事を口に運ぶ時期に認知症や脳卒中等で認知機能が低下すると,空腹感を感じなかったり,食事を認識できなかったりすることで食事の摂取量が低下する.代替的な栄養手段が確保されていない場合,脱水や低栄養になりやすい.

2）準備期障害

食事を口腔内に捕食し,飲み込みやすい形態（食塊）に形成する時期に脳卒中や口腔がん術後の後遺症等による舌の運動や口腔粘膜の感覚が低下した場合や,天然歯や義歯の不調によって捕食や咀嚼が困難になると,食べこぼしや窒息を引き起こす.

3）口腔期障害

舌の上の食塊を咽頭へと送る時期に脳卒中や口腔がん術後の後遺症等により舌の運動機能や感覚機能が低下した場合や，舌の筋力低下により食塊移送が困難になると，食事時間の延長や食塊の口腔内残留を認める．

4）咽頭期障害

咽頭期は嚥下反射が惹起され，食塊が食道へと送り出される時期で脳卒中やパーキンソン病などの影響で，嚥下反射の惹起が遅延した場合や，嚥下中の咽頭や喉頭の動きが不十分な場合に誤嚥が生じる．嚥下反射が惹起する前に誤嚥することを嚥下前誤嚥といい，嚥下反射の惹起遅延が原因となって起こることが多い．また，嚥下反射が惹起された後，嚥下運動中に誤嚥することを嚥下中誤嚥という．嚥下中誤嚥は，嚥下中の声門の閉鎖が不十分な場合に生じやすい．

さらに，嚥下運動が終了して，安静状態に戻った後に誤嚥することを嚥下後誤嚥といい，嚥下後に咽頭内に多量に食塊が残留し，その食塊が呼吸とともに気管内に流入することによって生じる．誤嚥したときに，むせる等の反応がない場合を不顕性誤嚥といい，誤嚥性肺炎を発症する危険性が高い．

5）食道期障害

食塊が食道から胃まで移送される時期にパーキンソン病などで食道の動きが不良な場合や，食道がんや食道アカラシア等によって食道内に器質的な狭窄がある場合，あるいは下部食道括約筋の弛緩が不十分な場合に食道内に食塊が停滞する．停滞した食事や胃の内容物が逆流したとき，それを誤嚥すると逆流性の誤嚥性肺炎を発症する危険性があるので要注意である．

4 摂食嚥下機能の発達

摂食嚥下機能の発達は，下記の8つの時期に分けられる．それぞれの時期における動きや特徴を理解し，患児が現在どの段階にあるのかを見極めたうえで，指導していくことが重要である．

1）経口摂取準備期（哺乳期，離乳準備期）

経口摂取準備期の特徴は，原始反射が主体となった哺乳運動である（図2-2）．原始反射とは，生まれながらに備わっている反射のことで，口腔における原始反射には次のものがある．通常は4～6カ月頃から自然に消失する．

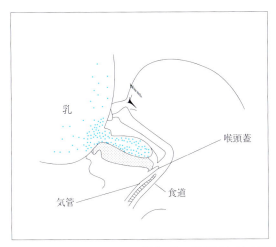

図2-2　乳児における嚥下のしくみ
（金子芳洋編：食べる機能の障害　その考え方とリハビリテーション，p.19，医歯薬出版，1987）

①探索反射：口の周辺に乳首などが触れると，その方向に口を向ける反射．
②捕捉反射：探索反射によって口唇に乳首などが触れると，口唇を丸めてくわえる反射．
③吸啜反射：捕捉反射によってくわえた乳首などを舌で包み込んで吸う（吸綴）反射．吸綴時は，上下の歯槽堤で乳首と舌を挟み込み，陰圧を形成することにより乳汁を搾取する．
④咬反射：口角から指などで臼歯部の歯肉の周辺を刺激すると，上下の歯肉を閉じて噛みこむ反射．

2）嚥下機能獲得期（離乳初期）

　哺乳反射は少しずつ弱まり，口を自分の意志で動かすことができるようになると嚥下機能獲得期へと移行する．嚥下機能獲得期では，口唇，舌，顎が反射にもとづいた決められた動きから，それぞれ独立した動きによって，食事を咽頭へと送り，嚥下する．ただし，まだ舌は前後方向にしか動かせないため，食事はペースト状にする必要がある．この時期は，下口唇が内側に入り込む特徴的な動きが観察される（図2-3）．

3）捕食機能獲得期（離乳初期）

　口に運ばれた食事を自発的に口唇で捕食することができるようになる時期．上下口唇の協調運動により，捕食後も口を閉じたままでいられるようになると，食べこぼしが少なくなる．

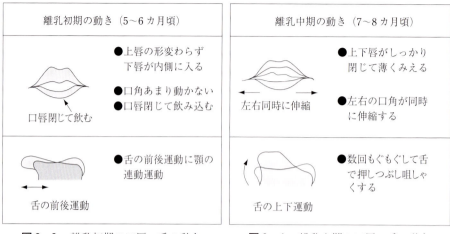

図2-3　離乳初期の口唇・舌の動き　　図2-4　離乳中期の口唇・舌の動き

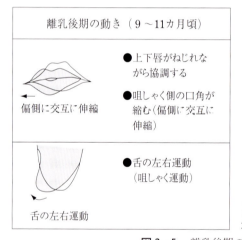

図2-5　離乳後期の口唇・舌の動き

(図2-3，2-4，2-5　金子芳洋編：食べる機能の障害　その考え方とリハビリテーション，p.23, 26, 29, 医歯薬出版，1987.)

4）押しつぶし機能獲得期（離乳中期）

　舌の上下動ができるようになり，顎と舌の協調した動きによって，軟らかい固形食を押しつぶして飲み込むことができるようになる．押しつぶすときは，顎の単純な上下動とともに口角が左右対称に引かれる動きがみられる（図2-4）．

5）すりつぶし機能獲得期（離乳後期）

　舌の左右への動きができるようになり，歯肉でつぶせる程度の硬さの固形食をすりつぶして飲み込めるようになる．口角は食物のある側に引かれるため，左右非対称の動きになる（図2-5）．

6）自食準備期（離乳後期）

おもちゃを口に持っていったり，食べ物に手を伸ばしたりといった，自発的な行動が多くなる．その過程で手と口の協調運動を習得していく時期である．

7）手づかみ食べ機能獲得期（離乳完了期）

手指を使って食事を口に運び，口唇，舌，顎の動きと連動して口に取り込めるようになる時期．はじめの頃は食事を手のひらで押し込んだり，指も一緒に口に入れてしまったりして食べこぼしが目立つが，徐々に口の中央部から食事を入れられるようになり食べこぼしが少なくなる．

8）食具食べ機能獲得期

上肢と手指の動きが口の動きと上手に協調することができるようになると，スプーンやフォーク，箸のような食具を使って食事を口に運ぶ高度な協調運動が行えるようになる．

5 摂食嚥下リハビリテーションのチームアプローチ

① Multi-disciplinary 型

チームメンバーが各々専門的な視点に立ってプログラムを設定し，個別のプランに従って医療を提供する．各職種間で情報交換は行うが，議論することは少ない．主に総合病院に入院している患者のように，多くの専門職種が関わることができる環境で行われる（図2-6）．

② Interdisciplinary 型

チームメンバーは評価場面を共有し，チームとしての共通のゴール設定とリハビリテーション方針の決定に参加し，これらの共通認識に立ってリハビリテーションを進める．それぞれの職種は互いに意思の疎通を図り，他職種の専門性や能力を信頼して積極的に議論を行う．主に栄養サポートチーム（NST）のように多職種で共通の目的のために協業する時に行われる．

③ Trans-disciplinary 型

患者の必要性がまず存在し（目標指向性），チームメンバーは自己の専門領域を越えて，できることを互いにカバーし合いながら，必要とされる医療を分担して担当する．患者の病態や環境，メンバー構成によって役割が変動する．主に限られた職種しかいない在宅や施設等で実施される（図2-7）．

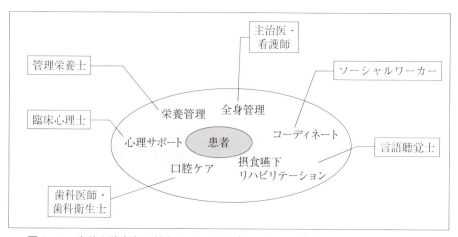

図 2-6　病院入院患者に対するチームアプローチの一例（Multi-disciplinary 型）

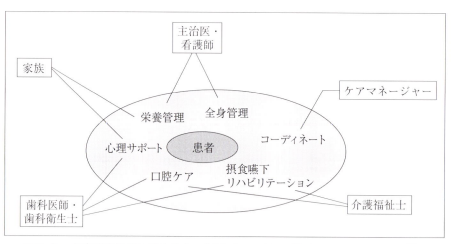

図 2-7　在宅療養患者に対するチームアプローチの一例（Trans-disciplinary 型）

6 摂食嚥下リハビリテーションに用いられる用語

　多職種とシームレスなコミュニケーションをとるためには，リハビリテーションでよく用いられる用語を理解しておくことが必要である．歯科衛生士として知っておかなければならない用語を列挙する．
・Rehabilitation：できなかったことが再びできるようにすること
・QOL（Quality of Life）：生活の質，生命の質
・ADL（Activities of daily living）：日常生活動作．日常生活を送るために必要な動作（食事，排泄，入浴，衣服の着脱など）

- IADL（Instrumental Activities of Daily Living）：手段的日常生活動作．日常生活を送る上で必要な動作のうち，ADLより複雑で高次な動作（家事全般，金銭管理，交通機関の利用など）
- BDR指標：歯磨き・義歯着脱・うがいの3項目についての自立度の評価法．BはブラッシングD，は義歯着脱，Rはうがい．
- Aspiration：誤嚥．食物などが声帯を越えて下気道に侵入した状態．
- Penetration：喉頭侵入．食物などが喉頭前庭に侵入し，声帯より上で留まっている状態
- Silent Aspiration：不顕性誤嚥．むせなど誤嚥を疑う症状がない誤嚥．
- Dysphagia：摂食嚥下障害
- 食塊：食物を咀嚼して唾液と混ぜ合わせ飲み込める状態になったもの
- VF（Videofluoroscopic Examination of Swallowing）：嚥下造影検査．バリウムなどの造影剤を混ぜた食物や飲み物を実際に食べてもらい，レントゲン透視装置を用いて，食塊の動きや各器官の動態を調べる検査．
- VE（Videoendoscopy）：内視鏡検査．鼻腔より内視鏡を挿入し，咽頭や喉頭の動き，食塊が移送された時の反応を調べる検査．
- NST：Nutrition Support Teamの略で，個々の患者に見合った栄養管理を実施できるようにサポートを行う多職種医療集団（チーム）．
- PEG（Percutaneous Endoscopic Gastrostomy）：経皮内視鏡的胃瘻造設術．内視鏡を用いて胃に小さな孔をつくり，その孔にカテーテルを入れて胃瘻をつくる手術のこと．
- 経鼻経管栄養法：鼻から胃へチューブを挿入して，栄養剤を注入する栄養法
- 経静脈栄養法：静脈の血管に栄養を投与する方法．末梢静脈を使う「末梢静脈栄養」と太い静脈を使う「中心静脈栄養」の2種類がある．
- PT（Physical Therapist）：理学療法（士）
- OT（Occupational Therapist）：作業療法（士）
- ST（Speech Therapist）：言語聴覚（士）

2 摂食嚥下機能のしくみと器官

1 摂食嚥下機能に関連する器官

1）口唇

上唇と下唇からなり，食事を口腔内に取り込む際の捕食や食塊形成中に食物が口腔外にこぼれるのを防ぐ役目がある．さらに，口腔内に取り込んだ食物の物性や温度などを感じ取り，中枢に伝達することで口腔内に取り込む量の調節を行う．輪状に取り囲む口輪筋の収縮によって口裂が閉鎖する（図2-8 a）．

2）頰

上下の歯で食物を粉砕したとき，咀嚼側の頰筋の緊張により，食物が口腔前庭側に落ちないように防ぐ役割がある（図2-8 b）．

3）口蓋

鼻腔と口腔を隔てる壁であり，前方を硬口蓋，後方を軟口蓋とよぶ．硬口蓋は上顎骨の口蓋突起と口蓋骨の水平板から構成される骨が存在する．この部分の上皮は角質化しており，舌と協調して食物を押しつぶし，食塊形成の一助となる．

軟口蓋は口蓋帆張筋，口蓋帆挙筋，口蓋垂筋，口蓋舌筋，口蓋咽頭筋の働きで運動する．口蓋帆張筋と口蓋帆挙筋によって軟口蓋が挙上し，口蓋垂筋が協働することで鼻腔と咽頭腔を隔てる．嚥下時に圧力が鼻腔へ漏れ出るのを防ぐ役目がある．口蓋舌筋，口蓋咽頭筋は軟口蓋を引き下げて舌と協調して口腔と咽頭の境（口峡）を閉鎖する．液体を口腔内に留めておく際に，液体が咽頭へ流出するのを防ぐ（図2-8 b）．

4）舌

味覚や食物の物性を判別する繊細な感覚器官であると同時に，食物の押しつぶしや食塊移送，嚥下中の圧力を高めるといった，嚥下運動の中核をなす器官である．舌前方2/3の味覚は顔面神経の枝である鼓索神経が，舌後方1/3の味覚は舌咽神経が支配している．舌の中心部には舌筋が存在している．舌筋は，筋の起始部が舌のなかにある内舌筋（上縦舌筋，下縦舌筋，横舌筋，垂直舌筋）と骨から起始する外舌筋（オトガイ舌筋，舌骨舌筋，茎突舌筋）に分けられる．

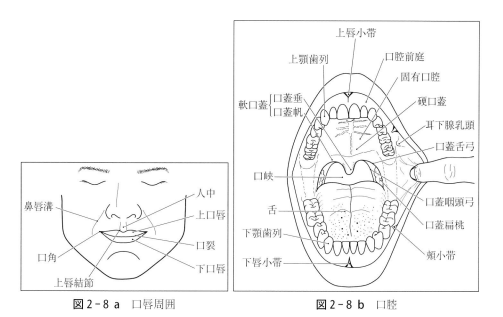

図2-8 a 口唇周囲　　　　　　　　　図2-8 b 口腔

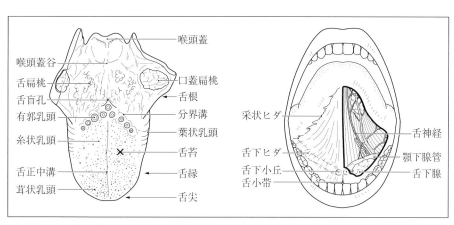

(図2-8 a～c　太田義邦,他：デンタルスタッフの人体解剖・組織学第2版,p.86,89,医歯薬出版,1999)
図2-8 c　舌・舌下面と口腔底

　内舌筋は，舌の形を変えて，短縮させたり，細く伸ばしたり，平たくしたり，凹ませたりすることができる．これにより舌で口腔内に散在した食物をかき集めることができる．また，外舌筋は舌の前突，後退，挙上，下制を行い，食物の押しつぶしや食塊移送を可能にする（図2-8 c）．

5）咀嚼筋群

　咀嚼筋群は，咀嚼中の下顎運動に関与する筋群である．咬筋，側頭筋，内側翼突筋，外側翼突筋の4種類から構成される．咬筋と内側翼突筋は下顎枝の外面と内面に付着し，上方へと引き上げ，閉口させる．

　側頭筋は側頭部の広い範囲から起始し，下顎枝の筋突起に付着している．下顎骨を挙上するとともに後方へ引いて閉口させる．外側翼突筋は下顎頭頸部に付着し，両側が収縮すると下顎骨は前突し，片側のみが収縮した場合には，下顎骨は側方運動する（図2-9 a）．

6）舌骨筋群

　舌骨より上方に位置する舌骨上筋（顎舌骨筋，顎二腹筋，茎突舌骨筋，オトガイ舌骨筋），舌骨より下方に位置する舌骨下筋（胸骨舌骨筋，肩甲舌骨筋，胸骨甲状筋，甲状舌骨筋）に分けられる（図2-9 b）．

　舌骨筋群の役割は，開口と舌骨および甲状軟骨の挙上である．開口するときは，舌骨下筋群が舌骨を固定し，舌骨上筋群が収縮することによって下顎骨を引き下げる．嚥下するときには，上下の歯が嵌合して下顎骨を固定した状態で，舌骨上筋群が収縮することで舌骨が挙上し，甲状舌骨筋が収縮することにより甲状軟骨が挙上する．

7）咽頭筋群

　内層と外層の二層の横紋筋よりなる．内層は，耳管咽頭筋，茎突咽頭筋からなる縦走筋で，咽頭を挙上させる．外層は，上咽頭収縮筋，中咽頭収縮筋，下咽頭収縮筋に分けられ，それぞれ咽頭腔を狭窄させる（図2-9 c）．

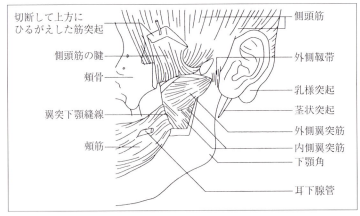

（大井久美子，他編：嚥下障害への対応と危機管理．p.3．（一財）口腔保健協会，2003）

図2-9 a　咀嚼筋

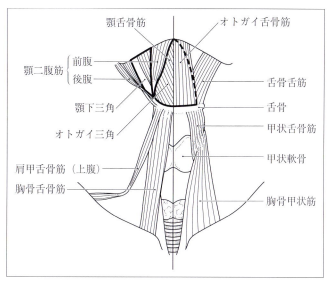

（太田義邦, 他：デンタルスタッフの人体解剖・組織学第2版, p.74, 医歯薬出版, 1999）
図 2-9 b　舌骨上筋群と舌骨下筋群

8）喉頭蓋

喉頭口の前壁からさじのような形で後上方に突出する弾性軟骨. 嚥下時は反転して, 喉頭口に蓋をすることで, 気道に食物が流入するのを防ぐ（図2-9 c）.

9）声帯

外側輪状披裂筋, 横披裂筋, 斜披裂筋の収縮により左右の声帯ヒダを互いに近づけて声門裂を閉鎖する. 嚥下時に高まった圧力が下気道へと漏れ出るのを防ぐ役目がある（図2-9 c）.

10）喉頭

成人では第4～6頸椎の高さにあり, 上方は咽頭に, 下方は気管につながっている. 気道としての役割, 発生器としての役割がある（図2-9 d）. また, 食物が侵入した際には, 気管に入ることを防ぐ役目もある. 喉頭は喉頭蓋軟骨, 甲状軟骨, 披裂軟骨などの軟骨と多数の靱帯で構成されている.

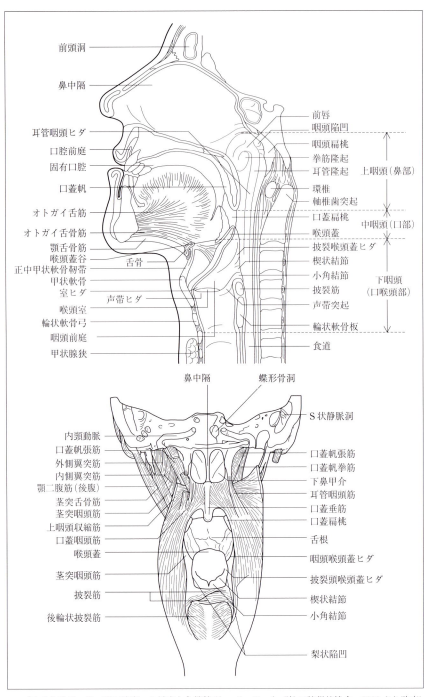

(大井久美子,他:嚥下障害への対応と危機管理,p.9,10,(一財)口腔保健協会,2003より改変)

図2-9 c　咽頭

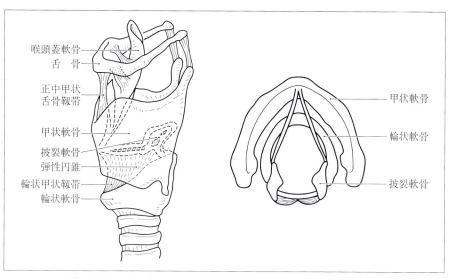

(進 武幹：必修耳鼻咽喉科学, p.322, 325, 南江堂, 1987より許諾を得て一部抜粋し転載)

図2-9 d　喉頭

2 摂食嚥下機能のしくみ

1）先行期

　空腹時に胃から分泌されるホルモン（グレリン）や血糖値の低下などの情報が視床下部外側野の摂食中枢を刺激することで空腹を感じ，食事動作の動機づけを行う．また，視覚や嗅覚で得た食事に関する情報を大脳皮質連合野で統合して大脳辺縁系にある記憶と照合して食事を認識する．

2）準備期

　口へと運ばれた食事を捕食し，飲み込みやすい形態（食塊）に形成する時期．ハチミツのような粘性のあるものやプリンのような半固形のものを食べる場合，舌と口蓋で何度か押しつぶし，唾液と混ぜ合わせて飲みやすい物性に調整する．そのとき，舌の動きをサポートするため，下顎の上下運動を伴う．咀嚼運動は，随意的に行うこともできるが，普段の食事中は脳幹にある咀嚼中枢によってコントロールされ，一定のリズムをもって無意識的に行われる．

　舌上の食塊を歯の咬合面へと移送すると，下顎が咀嚼側に偏ったまま閉口していき，食事を粉砕，圧縮していく．その際，頬粘膜と舌で食事が歯の咬合面から逃げないようにする．上下の歯が接触した状態からさらに咬頭嵌合位まで咬み込むことで食事がすりつぶされる．粉砕され，すりつぶされた食事は舌の上に戻され，一塊にし，

また咬合面へと移送される．咀嚼運動は，食事がある程度嚥下しやすい大きさ，物性になるまで行われるが，口腔内の食事のすべてがその状態になってから咽頭へ移送されるのではなく，咀嚼中に嚥下できる状態になったものから順次咽頭へと移送されることが多い．そのときは，準備期と口腔期が併行して行われることになる．

3）口腔期

液状のものを飲み込むときには，舌の上に一時的に留め，そのまま咽頭へと移送するタイプ（tipper type）と口腔底に一時的に留め，そこからすくい上げて咽頭へと移送するタイプ（dipper type）がある．

舌の上に液体を留めるためには，舌中央をスプーン状に陥凹させ，舌尖端および側縁は硬口蓋と，舌後方は軟口蓋と接した状態にする必要があるため，舌の機能が低下しているとdipper typeになりやすい．舌尖および舌側縁は口蓋に接し，舌前方から後方に向かって舌と口蓋の接触範囲が広がり，食塊を口腔の後方へと送る．

舌による最初の送り込み動作が開始されるとき，茎突舌筋，舌骨舌筋によって舌が後方に牽引される．その後，軟口蓋が挙上を始めるとともに，奥舌が下がり，舌根がやや前方に移動することで，食塊は咽頭へと流れ込み始める．さらに，挙上している軟口蓋に向かって舌が挙上して接触することで，食塊の尾部に陽圧をかけ，食塊を咽頭へ送り出す．

4）咽頭期

嚥下反射の誘発部位に食塊が到達すると，反射的に嚥下運動が開始される（図2-10）．液体を一口嚥下する場合，通常では軟口蓋や舌根部，咽頭後壁に液体が到達した時に惹起される．ただし，液体を連続して嚥下する場合や固形物の咀嚼中に併行して食塊が移送される場合には，健常者でも嚥下反射の開始前に喉頭蓋，もしくはさらに下方に食塊が到達することがある．

嚥下反射が開始すると，最初に声帯が内転することにより声門が閉鎖し，軟口蓋の挙上と上部咽頭筋の収縮により鼻腔と咽頭が隔てられ（鼻咽腔閉鎖），嚥下時の圧力が気管や鼻腔に漏れ出ないようにする．その後，舌骨の挙上により甲状軟骨と輪状軟骨が挙上し，喉頭蓋が反転し，上部食道括約筋が弛緩する．さらに咽頭収縮筋によって咽頭腔が上方から下方へと狭窄していくことで，圧力のかかった食塊は食道入口部へと押し込まれる．

5）食道期

食塊が食道入口部を通過すると，上部食道括約筋が強く収縮し，食塊の直下の食道

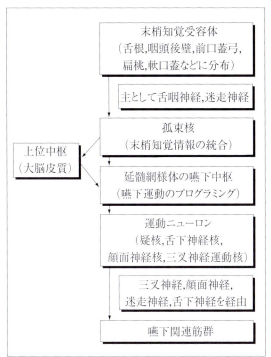

図 2-10　嚥下反射の経路
（進　武幹ほか：嚥下障害．口腔・咽頭科，1：93，1989 を参考に作図）

の輪状筋が緩むことで食塊が下方へと移送される．続いて，それまで緩んでいた食道の輪状筋が食塊通過直後に強く収縮し，また食塊の下の輪状筋が緩むことで食塊はさらに下方へと移送される．

このように，食塊直上の収縮と食塊直下の弛緩が繰り返し行われることにより，食塊が胃まで移送される．このような運動を蠕動運動という．

3 正常な嚥下運動

嚥下運動を図 2-11 に示す．舌が前方から後方にかけて口蓋と接触するに従い，食塊は咽頭方向へ移送される（図 2-11a）．舌根部に食塊が達すると嚥下反射が惹起し，舌骨の前上方への移動のすぐ後に軟口蓋が挙上して鼻腔と咽頭腔の交通が隔てられ，圧力が鼻腔へ漏れ出るのを防ぐ（図 2-11b）．声門の閉鎖により下気道への侵入を防ぎつつ，甲状軟骨の挙上によって食道入口部の開大と喉頭蓋の反転が開始される（図 2-11c）．甲状軟骨は最終的に安静時の位置から 1 頸椎から 1.5 頸椎程度挙上する（図 2-11d）．

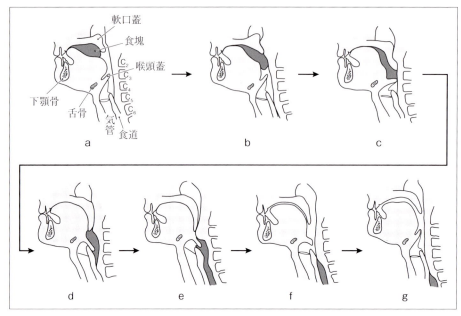

(清水充子編著：言語聴覚療法シリーズ15　摂食・嚥下障害, p.33, 建帛社, 2004)

図 2-11　食塊の位置と嚥下運動

　舌と咽頭収縮筋によって，咽頭腔を上方から下方へと狭窄していくに従って食塊は中咽頭から下咽頭，食道へと移送される（図2-11e）．嚥下反射が起こってから食塊が食道に入るまでにかかる時間は0.5～0.7秒ほどである．食塊の尾部が食道入口部を通過すると，軟口蓋が下降するとともに，声門が開放され舌骨および甲状軟骨が下降して，喉頭蓋が元の位置へ戻る（図2-11f）．食道内に入った食塊は，食道の自律的な蠕動運動と，重力によって胃へと移送される（図2-11g）．

（中山渕利・植田耕一郎）

引用文献

1）厚生労働省，平成29年簡易生命表の概況：https://www.mhlw.go.jp/toukei/saikin/hw/life/life17/index.html（2018年9月アクセス）
2）厚生労働科学研究　健康寿命のページ：http://toukei.umin.jp/kenkoujyumyou/#dai2016（2018年9月アクセス）
3）那須郁夫，斎藤安彦：全国高齢者における健康状態別余命の推計，とくに咀嚼能力との関連について，日本公衛誌，53(6)：411～423, 2006.
4）厚生労働省，平成28年（2016）人口動態統計（確定数）の概況：https://www.mhlw.go.jp/toukei/saikin/hw/jinkou/kakutei16/index.html（2018年9月アクセス）

参考文献

（1）金子芳洋 編：食べる機能の障害 その考え方とリハビリテーション，医歯薬出版，東京，2012.
（2）金子芳洋 監修：障害児者の摂食・嚥下・呼吸リハビリテーション，医歯薬出版，東京，2007.
（3）才藤栄一，植田耕一郎 監修：摂食嚥下リハビリテーション 第3版，医歯薬出版，東京，2016.
（4）向井美惠，山田好秋 編：歯学生のための摂食・嚥下リハビリテーション学，医歯薬出版，東京，2013.

第3章
摂食嚥下障害の病態

1 小児・障害児における摂食嚥下障害

1 はじめに

　周産期および小児期医療の進歩により，さまざまな障害や疾患を有する小児の生命予後が改善してきた．それに伴い小児期の摂食嚥下障害の対応が歯科医療者に求められている．原因となる疾患の臨床的特徴に加えて，成長に伴い形態と機能が変化するため，小児の嚥下障害の病態は多様である．通常小児においては就学前までの短期間に言語機能や咀嚼機能の獲得などがなされるが，その後，乳歯萌出から永久歯への交換および完成までに口腔形態の著しい変化が起こる．さらに第二次成長期には，全身および咽喉頭食道領域の形態変化（身長ののび，喉頭の下垂など）が摂食嚥下機能に影響を与える．小児期以降成人期においても，加齢とともに起こる筋力低下や体の変化により摂食嚥下機能の減退が認められる．また障害児にしばしばみられる知的障害は，摂食嚥下障害の異常習癖の定着や増悪の原因となっている．

　小児の摂食嚥下障害においては，出生時から経口摂取できず，食事の楽しさや食物の物性・味・香りなどを経験できていないことが，成人の中途障害の摂食嚥下障害と異なる点である．摂食嚥下機能の障害がある，または，機能獲得が遅延していると，適切な栄養や水分が摂取できず，低栄養・脱水・誤嚥・窒息のリスクがある．歯科医療従事者は，上記の要因に加え，環境を把握し，誤嚥や窒息などを防ぎ，必要な栄養を安全に摂取できる機能の獲得を目指す．常に小児の食べる意欲や食事の楽しさを感じられるように配慮して，発育に合わせ，食事介助や姿勢，食形態の対応を行い，全身の発育とともに，摂食嚥下機能を促通する．また近年は「明らかな全身疾患の認められない小児において，摂食機能の発達が不良である場合を口腔機能発達不全症とする」という定義がなされ，新たな保険歯科病名となっている．歯科医療従事者が十分な知識と技能を持って対応することが求められている．

　小児の摂食嚥下障害の原因および発達阻害因子には以下の項目があげられる．

　1）未熟性
　2）形態異常
　3）神経筋障害
　4）咽喉頭食道機能障害
　5）全身状態

6）精神心理的問題
　7）口腔状態
　8）外科疾患と手術後の後遺症
　9）知的障害
　10）薬剤性
　11）食事環境
　12）口腔機能発達不全症

2 小児の摂食嚥下障害の原因および発達障害因子について

1）未熟性

　吸啜に関する原始反射が胎内で発達する前に生まれた早産児・低出生体重児では，経口哺乳できず，経管栄養を行うことがある．非栄養的吸啜の口腔刺激を行い，修正28週を目安に反射を評価し経口摂取を試みる．修正35週体重1,800gを超えるころが哺乳できるようになる時期の目安である．

2）形態異常

　先天的な唇顎口蓋裂や小顎症，後天的で加齢に伴い増悪する歯列不正など多くの形態異常があり，摂食嚥下の準備期・口腔期の機能獲得の阻害要因となる（表3-1）．
　形態異常は原因によりさまざまであり，多くの染色体異常がそれぞれの特徴的形態を示す．先天性食道閉鎖症は食道の異常であるが，準備期・口腔期・咽頭期が正常であっても，経口摂取を制限せざるを得ない時期があり，食事に対する意欲が低下することが知られている．
　（1）唇顎口蓋裂：裂型により摂食嚥下機能障害の程度が異なる（表3-2）．
　①哺乳障害
　唇顎口蓋裂では哺乳時に裂孔の存在により舌の圧力が乳首に加わらない．また，乳汁を搾取するのに必要な陰圧形成が不良である．乳首が裂に入りこみ粘膜潰瘍が生じると疼痛により哺乳が不良になることがある．
　②咀嚼障害
　口蓋裂術後には顎発育障害と歯列不正により咀嚼障害となるため，歯科矯正治療と外科的矯正治療が行われ，長期的な歯科管理を必要とする．
　（2）小顎症
　小顎は呼吸状態と関係する．呼吸障害がある場合は呼吸状態の安定を優先させ，安定してから摂食嚥下機能評価を行う．小顎と唇顎口蓋裂が合併することがあるほか，

表 3-1　摂食嚥下障害に関わる形態異常

部位	形態異常		
口唇口蓋	・唇裂 ・上唇小帯強直	・口蓋裂 ・高口蓋	・粘膜下口蓋裂
歯	・先天的欠如 ・歯列不正 ・開咬	・外傷による欠損 ・歯列狭窄	・形成不全 ・咬合不良
舌	・巨舌 ・血管腫 ・舌小帯強直	・先天性リンパ管腫 ・無舌	・先天性筋線維肥大 ・小舌症
鼻腔	・先天性後鼻孔閉鎖症 ・副鼻腔炎	・先天性後鼻孔狭窄症	・鼻炎
下顎	・小顎症（Robin シークエンス症候群，Treacher-Collins 症候群など） ・顎関節強直症　・先天性化骨性線維異形成症候群		
咽頭	・腫瘍 ・膿瘍（扁桃周囲膿瘍，咽後膿瘍） ・口蓋扁桃肥大	・喉頭軟化症 	・憩室
喉頭	・喉頭蓋欠損 ・喉頭麻痺	・喉頭蓋炎 ・喉頭軟弱症	・喉頭裂 ・声帯麻痺
食道	・食道閉鎖症 ・食道狭窄症（先天性，裂孔ヘルニアによる食道炎，強皮症，全身性エリテマトーデス，アルカリによる食道腐蝕，カンジダ性食道炎） ・血管輪　　・縦隔腫瘍　　・気管食道瘻		
腸	・短腸症候群		

表 3-2　裂型と哺乳・咀嚼障害

裂型		哺乳障害	咀嚼障害
唇裂のみ	片側 両側	なし ほとんどなし	なし
唇顎裂	片側 両側	ほとんどなし 軽度	ほとんどなし 軽度
口蓋裂のみ		中等度	軽度
唇顎口蓋裂	片側 両側	中等度 重度	重度

小顎と知的障害が合併する場合もある．

　① Robin シークエンス症候群

　小顎症，舌根沈下，口蓋裂を主徴とする．口蓋裂による問題は唇顎口蓋裂に準ずる．小顎症により乳首の圧力が加わりにくく，舌根沈下により気道が閉塞され，呼吸障害となるため，哺乳障害となりやすい．生後直後から非経口摂取，経管栄養管理の場合，口腔周囲への触圧覚刺激の不足，口腔周囲への不快刺激の継続，口腔不衛生による唾液中の細菌の増加などにより誤嚥性肺炎のリスクが高まる．下顎の発育により呼吸障害が改善するとともに摂食嚥下機能が向上するが，小顎や口蓋形成術後の顎発育障害による咀嚼障害や，胃食道逆流症が長期的な問題となる．

② Treacher-Collins 症候群

　胎生期の第一，第二鰓弓形成不全による頬骨，下顎，外耳中耳の低形成を主徴とする奇形症候群であるが，知能はほとんどが正常である．呼吸障害と摂食嚥下機能障害をきたすが，成長に伴い症状が改善するので予後は良好である．

（3）食道閉鎖症

　妊娠初期の器官形成異常で，食道が途中で離断される疾患で5病型がある．

　胎児超音波検査で羊水過多や食道拡張を認めることがある．出生後に唾液が胃に流れないために泡沫状嘔吐が見られる．食道盲端の上部に貯留した唾液の誤嚥や胃液が気管食道瘻を通して逆流するために，肺炎を起こす．合併する心疾患や泌尿器系の異常，気管・気管支軟化症による呼吸障害や胸郭の変形，精神運動発達遅滞などが，摂食嚥下機能の発達阻害因子となる．

　外科的手術にて根治する場合と，術後の食道狭窄，胃食道逆流症，食道運動機能障害により摂食嚥下障害が遷延する場合がある．

　食道閉鎖症は手術や医療処置が多く，長期の入院加療が必要で，経口摂取ができないために，口腔周囲への適切な感覚刺激が不足し，食事の楽しい経験ができない．口腔機能には異常のないことが多いにも関わらず，口腔周囲に関して苦痛を伴う経験が多くなるために拒食となることがある．また長期間経口摂取できないことによる家族の不安も強い．

（4）食道狭窄

　固形物が狭窄部につまり嘔吐を引き起こすことがあり，その苦しい経験のために経口摂取への拒否が強くなる．摂食嚥下障害は加齢とともに改善する傾向にあるが，学童期においても食道狭窄のために，朝食が食べにくい，食事中に水分を多く必要とするなどの症状がみられることがある．

3）神経筋障害

　摂食嚥下障害に関わる神経筋障害を表3-3に示し，主な病態について解説する．

（1）脳性麻痺

　脳性麻痺は，受胎から新生児期までの間に生じた脳の非進行性病変に基づく，永続的な，しかし変化しうる運動および姿勢の異常である．脳性麻痺は，障害部位と程度で症状が異なる．大脳・小脳・脳幹部の障害により口唇・舌・顎・咽頭・喉頭の運動機能が不良で，痙直，不随意運動，失調，弛緩，協調運動障害があり，筋緊張の亢進や，呼吸と嚥下の協調が悪いために摂食嚥下障害が起こり，早期から経管栄養管理になることがある．

　摂食嚥下障害以外に以下の障害が関与して，口腔から咽喉頭に唾液や食物が貯留

表3-3　摂食嚥下障害に関わる神経筋障害

部位	疾患例	
大脳・小脳	脳性麻痺	脳形成不全
	染色体異常	奇形症候群
	低酸素性虚血性脳症	感染症
	核黄疸	低血糖
	中枢神経系感染症	頭蓋内出血
	頭部外傷	脳腫瘍
	中毒　代謝性疾患（Lesch-Nyhan 症候群，Wilson 病）	
	多発性硬化症	若年性 Huntington 病
	Pelizaeus-Merzbacher 病	変性疾患
脳幹	Arnold-Chiari 奇形	脊髄空洞症
	脳神経核欠損（Möbius 症候群）	骨形成不全
	腫瘍	外傷
	脳炎	脳動静脈奇形
	多発性硬化症	脳血管障害
脳神経（V・Ⅶ・Ⅸ・Ⅹ・Ⅻ）脊髄・末梢神経	脊髄性筋萎縮症	Werdnig-Hoffmann 病
	腫瘍（神経線維腫症など）	
	外傷性（分娩麻痺，脳底部骨折）	
	感染症（ジフテリア後麻痺，ダニ麻痺，ポリオ，Guillain-Barré 症候群，破傷風）	
	血管性	変性疾患
	脱髄	若年性側索硬化症
	進行性球麻痺	腫瘍
筋，神経，筋接合部	筋ジストロフィー	先天性ミオパチー
	Prader-Willi 症候群	ミトコンドリア脳筋症
	重症筋無力症	
	内分泌・代謝性疾患（甲状腺機能低下症，先天性代謝異常症）	
	皮膚筋炎	多発性筋炎
	薬物性筋弛緩（筋弛緩薬，ステロイド，ボツリヌス）	
	筋緊張低下　筋力低下（脳性麻痺，染色体異常）	
	中毒症（ボツリヌスなど）	

し，誤嚥リスクが高まる．さらに加齢による身体の変形などで年齢とともに病態が変化する．特に思春期以降悪化することがある（図3-1）．

①呼吸障害

嚥下は呼吸と協調している．誤嚥を予防して呼吸器感染症の発症を抑制することで，呼吸の安定性が得られ，安全な経口摂取ができ，さらに摂食嚥下機能の向上が期待できる．

重度の脳性麻痺，重症心身障害児においては，扁桃肥大（アデノイド・口蓋扁桃），舌根沈下，喉頭軟化症，胸郭の変形などを合併する．喘鳴や努力性呼吸，むせを伴わない不顕性誤嚥，誤嚥による気道分泌物の増加，気管支喘息，誤嚥性肺炎や，無気肺

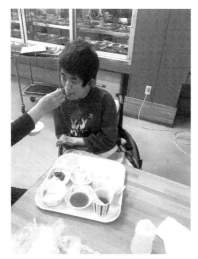

図3-1　脳性麻痺　介助で食事摂取している様子

が認められる．分泌物の吸引刺激による緊張の増加，嘔吐，粘膜損傷のリスクがある．

②姿勢保持困難・筋緊張

摂食嚥下機能を発揮させるためには，筋緊張をコントロールし，食事姿勢を整えることが重要である．加齢により筋緊張の亢進から胸郭の変形や側湾が起こり，呼吸障害や消化管の通過障害が起こると経口摂取に不利である．強直性の症状を呈する場合，筋弛緩剤投与で適切な緊張が得られれば摂食嚥下機能の改善につながるが，筋緊張の低下や催眠作用が強く出ると嚥下反射の閾値が上昇し，摂食嚥下機能は低下する．頸部の筋緊張の亢進を抑制するためのボツリヌス毒素の投与により，嚥下障害が起こることがある．

③消化管障害

脳性麻痺，重症心身障害児の多くで，筋緊張や呼吸障害のために腹圧がかかることや，胸郭の変形や側湾などの要因により胃食道逆流症を起こす．胃食道逆流症では，胃内容物が逆流することにより嘔吐，喘鳴，逆流性食道炎，誤嚥性肺炎などを起こす．嘔吐物には胃酸が多く含まれ，誤嚥した場合には肺組織を著しく損傷する．大動脈から分岐する上腸間膜動脈が十二指腸の一部分を圧迫して，消化管の通過障害が生じる上腸間膜動脈症候群が認められることがある．

重症心身障害児では消化管の活動低下による慢性の便秘により，食欲低下や嘔吐が起こり，さらに腸管運動は悪化し，腸閉塞を招くことがある．

④栄養障害

経口摂取や経管栄養の管理が適切に行われない場合，ビタミン，ミネラル，微量元

表3-4　摂食拒否がみられる染色体異常

疾患名	症状			
18トリソミー	拒食	胃食道逆流		
13トリソミー	拒食	胃食道逆流	唇顎口蓋裂	
22q11.2欠失症候群	拒食	胃食道逆流	口蓋裂	喉頭気管食道奇形
4p-症候群	拒食	胃食道逆流	唇顎口蓋裂	
Costello症候群	拒食	胃食道逆流	哺乳障害	

素，エネルギー，水分の摂取が問題となり栄養障害が起こり，やせ（低体重），貧血，感染症，骨折，褥瘡などが起こりやすい．特に強直性や不随意運動を伴う脳性麻痺では筋活動量が多く，同程度の体格の児よりも必要カロリーが多い場合があるので注意する．

⑤てんかん・けいれん・精神遅滞

神経系の合併症として，てんかん，運動発達遅滞，精神遅滞が認められることがある．てんかん発作後には意識障害が認められ，経口摂取困難となる．抗けいれん剤の多くに副作用として眠気があり，覚醒不良による経口摂取困難や，嚥下反射の惹起不良により唾液が貯留し呼吸障害を招くことがある．

⑥口腔の形態異常

高口蓋，歯列狭窄，開咬，舌突出，歯肉増殖などが認められる．

（2）染色体異常・先天異常

染色体異常（数的異常，構造異常，その他の異常）や先天異常（遺伝子異常，原因不明など）は，特異顔貌，形態異常，発達遅滞，知的障害などがあり，摂食嚥下障害を合併することがある．口腔咽頭部に機能異常が認められなくても拒食を示すこともある（表3-4）．脳性麻痺や重度の肢体不自由がある場合，早期に経管栄養管理になることがある．

上顎や下顎の低形成・唇顎口蓋裂・高口蓋・巨舌などの口腔顎顔面の先天奇形を認めることがあり，食物の処理・食塊形成・移送などの不良や誤嚥のリスクがある．胃食道逆流が多く認められ，誤嚥性肺炎を発症する．反芻という一度嚥下したものを意識的に口腔内へ戻す行為が認められることがある．反芻は知的障害やストレスなどが誘因といわれているが，胃ヘルニアや胃食道逆流を合併し誤嚥する症例もある．先天奇形として腸回転異常を認め，イレウスを繰り返すこともある．

先天性心疾患の合併では，心不全などによる呼吸障害や易疲労性，また頻回で長期にわたる手術や入院，安静の必要などが要因となり，経管栄養管理や呼吸管理などが食事に対する興味や意欲を減じ，経口摂取不良を呈する．また摂食嚥下に関する器官の器質的異常や機能的異常がないにも関わらず摂食が進まない場合があり，食欲中枢，感覚的，心理的，知的などの問題があると考えられている．

知的障害や歯や口腔顎顔面の奇形，舌運動不良が原因で押しつぶしやすりつぶしの機能が獲得できず，一口量や摂食ペースのコントロールの不良，丸呑みや早食いが認められることがあり，誤嚥・窒息や肥満が懸念される．幼少期から丸呑みや早食いを続けていると，成人期以降に30～40歳代で咽喉頭の機能低下が起こり，重度の誤嚥や窒息事故を認めることがある．

① Down 症候群

21番染色体の過剰による疾患で標準型トリソミー・転座型トリソミー・モザイク型がある．短頭・扁平な後頭部・内眼角贅皮・小耳・落ち込んだ平坦な鼻骨・短く太い指・筋緊張低下・先天性心疾患が50％以上に認められる．斜視や消化管奇形（アカラシアなど）が10％に認められる．

歯科的には，歯の萌出遅延・先天欠如・形態異常・短い歯根・歯列不正・反対咬合・高口蓋・巨舌・舌突出・溝状舌などを認め，鼻呼吸が困難で，口呼吸が多い．口唇閉鎖機能獲得が困難で，摂食における諸症状の原因となる．

中等度から重度の精神運動発達遅滞が多い．一般的に人懐っこい，温和，協調的といわれるが，自閉症スペクトラムを合併していたり，頑固でこだわりが強いことも多く，偏食や拒食の要因となる．

乳児期の全身の筋緊張低下（フロッピーインファント）で哺乳障害を呈することや，心疾患や肢体不自由のために経管栄養管理を受けることもあり，経管栄養依存症につながる例もある．

Down 症候群の摂食嚥下障害の症状と要因を表3-5に示す．

② Prader-Willi 症候群

染色体15q上の遺伝子異常による視床下部の機能障害のため，満腹中枢をはじめ体温，呼吸中枢などの異常がある．臨床症状の特徴は，発育とともに症状が変化することである．乳児期は，筋緊張低下による哺乳障害，体重増加不良があるが，筋緊張の改善に伴い経口摂取可能になることが多い．乳児期後半に急速に摂食能力が向上するが，3歳までに過食に伴う肥満傾向が出現する．思春期には二次性徴発来不全，性格障害，異常行動，成人期には，肥満，糖尿病などが問題となる．う蝕や歯列異常の発生頻度も高い．

> 参考：Angelmann 症候群は，15q11.2-q13（Angelmann 症候群/Prader-Willi 症候群）領域にある母由来のインプリンティングに異常が生じることによって発症する．乳児期に，哺乳障害，筋緊張低下，胃食道逆流が起こることがある．

③ Cornelia de Lange 症候群

5番染色体短腕（5p13.2）の遺伝子変異で，特徴的顔貌（濃い眉毛・眉毛の癒合・カールした長い睫毛など）で，新生児期から哺乳障害を認め，心疾患，胃食道逆流・

表 3-5　Down 症候群の摂食嚥下障害の症状と要因

症状	要因	
早食い	知的障害	前歯で噛み切れない
	咀嚼回数の少なさ	口呼吸
丸呑み	知的障害	筋緊張低下
	歯数の少なさ	前歯で噛み切れない
	舌の機能不全（側方運動不良，臼歯に食物を送れない）	
	口呼吸	鼻呼吸不全
犬食い	知的障害	視力の不良
	手指の巧緻性・機能の不良	
	筋緊張低下による姿勢保持能力の不良	
	口唇閉鎖不全	
拒食	知的障害	不快な顔面部への刺激や経験
	こだわり	不快な食体験
	感覚異常	
偏食	知的障害	こだわり
	感覚異常	
舌突出	舌の筋緊張低下	舌の機能不全
	歯の萌出遅延	口呼吸
	鼻呼吸不全	口唇閉鎖不全
	高口蓋	巨舌
	開咬	代償的嚥下方法
	丸呑み	
舌で押しつぶせない	知的障害	舌の筋緊張低下
	舌の機能不全	口唇閉鎖不全
	高口蓋	歯の萌出遅延
	舌突出	
咀嚼が弱い	知的障害	舌の筋緊張低下
咀嚼の回数が少ない	口唇閉鎖不全	舌の機能不全
咀嚼ができない	歯の萌出遅延	歯の欠損
	鼻呼吸不全	口呼吸
	前歯で噛み切れない	

腸回転異常などの内臓異常，精神遅滞，自閉傾向，多動，興奮性，感覚過敏などがあり，摂食拒否や摂食嚥下障害が認められる．

④ 4p−症候群

特徴的な泣き声，成長発達の障害，筋緊張の低下などがあり，哺乳障害・嚥下障害・誤嚥が多く認められる．離乳期以降は，約半数で自力での経口摂取が可能になる．

⑤ CHARGE 症候群

Coloboma（眼の異常），Heart defects（心臓の異常），Atresia of choanae（口腔と鼻腔のつながりの異常），Retarded growth and development（成長や発達が遅いこ

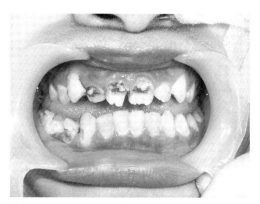

図3-2　Duchenne型筋ジストロフィー　開咬

と），Genital abnormalities（性ホルモンが不十分であること），Ear anomalies（耳の異常）の頭文字より名付けられ，哺乳障害，拒食，胃食道逆流などを認める．約70％の患者にCHD7遺伝子（1つひとつの細胞の中にある，細胞の働きを決める情報）の変化がみられる．

⑥ Silver-Russell症候群

子宮内発育遅延，身体左右非対称，低身長，性発育不全，相対的大頭を伴う逆三角形の顔貌が特徴である．主な合併症として，胃食道逆流，食道炎，嚥下障害，拒食，心疾患等がみられる．7番染色体と11番染色体が発症に関与する．

（3）筋ジストロフィー

筋ジストロフィーは骨格筋の壊死・再生を主病変とする遺伝性筋疾患の総称である．ジストロフィン異常症，肢帯型，先天性，顔面肩甲上腕型，筋強直性，Emery-Dreifuss型，眼咽頭筋型がある．進行性の筋ジストロフィー（Duchenne型，Becker型，福山型，筋強直性など）における認知機能低下により，開口不良や口への押し込み食べなどの先行期障害を認めることがある．

① Duchenne型筋ジストロフィー

小児期に発症する最も代表的なジストロフィン異常症で，男児に発症する．10歳代で歩行不能になり，10歳代半ばまでに咽頭部の食物のつまり感を自覚し，10歳代後半に食事摂取量の減少と体重減少が現れる．20歳以上になると飲みこみづらさの自覚から食物形態の調整が必要になる．巨舌，開咬（前歯部から臼歯部まで及ぶ）を呈する（図3-2）．永久歯列完成時期に歯列不正，下顎形態の異常，開咬，咀嚼筋の筋力低下により咀嚼能力低下，咀嚼障害が認められる．加齢に伴い咽頭筋群の収縮力低下，頸椎の可動域制限，喉頭挙上量の減少，挙上時間の短縮により，食道入口部の開大不十分で，喉頭蓋谷や梨状窩に残留が認められ，複数回嚥下でもクリアにならない．

表 3-6 フロッピーインファントの状態とその原因

筋力低下	原因	疾患例
筋力低下あり	筋の構造異常	先天性ミオパチー
		先天性筋強直性ジストロフィー
		先天性筋ジストロフィー
	脊髄全角細胞障害	Werdnig-Hoffmann病
	神経筋接合部	ボツリヌス毒素
		重症筋無力症
	代謝異常症	ライソゾーム病（Pompe病）
筋力低下なし	脳の形成異常	脳性麻痺
	染色体異常	Down症
	奇形症候群	Prader-Willi症候群
	内分泌疾患	甲状腺機能低下症

呼吸不全があると，食物を複数回に分けて口腔から咽頭へ送り込む「分割嚥下」が多く，食物を嚥下し終わるまでにかかる時間が延長する．「舌咽頭呼吸（カエルの呼吸のように，下顎と咽頭の間に溜めた空気を舌で奥に押し込む）」があると口腔に食物を入れることや嚥下することが断続的になるため食事時間が長くなって疲労し，食事摂取量および体重が減少し栄養状態が悪化する．

②先天性筋ジストロフィー

福山型はわが国の先天性筋ジストロフィーで最も多い．新生児，乳児期早期より顔面筋を含む全身性筋力低下，筋緊張低下を認め，哺乳不良，体重増加不良，発達遅滞を呈する．咀嚼・嚥下・構音機能の低下，歯列不正，呼吸不全，誤嚥・栄養障害等がある．巨舌・舌筋萎縮，高口蓋，開咬，流涎，ふっくらとした頬，長い睫毛，輝く大きな眼など特有の顔貌を示す．福山型以外の先天性筋ジストロフィーは常染色体劣性遺伝の進行性疾患で，フロッピーインファント症状を認める．乳幼児期は摂食機能の発達が疾患の進行に勝るので摂食嚥下機能は向上するが，学童期以降は機能低下が問題になる．

③筋強直性ジストロフィー

常染色体優性遺伝でフロッピーインファントを認める．顔面・舌・咽頭の筋が侵されるため，嚥下困難や発音の不明瞭が生じるが，発育とともに摂食機能が向上する．

（4）筋力低下

出生時からの粗大運動の発達の遅れや，フロッピーインファント症状により哺乳障害を認めることがある（表3-6）．Prader-Willi症候群のように加齢とともに症状軽減するものと，Werdnig-Hoffmann病のように進行性で誤嚥性肺炎が致命的になるものもある．

摂食嚥下に関わる咀嚼筋・舌筋・軟口蓋・咽頭筋等の筋力低下により，咀嚼力の弱

さ，食塊形成と移送の不良，鼻咽腔閉鎖不全，口腔と咽頭の食物貯留および嚥下後の残留などの症状を呈する．

4）咽喉頭食道機能障害

咽喉頭部の機能障害としては，一過性咽頭機能不全，喉頭軟化症などがある．

食道機能不全としては，輪状咽頭筋機能不全，食道弛緩症，食道無弛緩症（アカラシア），食道炎，胃食道逆流症，薬剤性食道括約筋圧の低下がある．

5）全身状態

全身の肢体不自由・感染症・心疾患・呼吸器疾患・循環器疾患・中枢神経疾患などは重度であると摂食嚥下障害を引き起こし，その後の処置の気管切開や経鼻胃管による経管栄養によっても摂食嚥下障害が認められる．

乳児期では感冒による鼻閉でも哺乳障害の原因となる．もともと摂食嚥下障害がある児では体調不良（発熱・嘔吐・下痢など）や不機嫌・睡眠不足などの体調の乱れにより容易に症状が悪化する．

（1）肢体不自由

さまざまな疾患により肢体不自由になるが，肢体不自由児では摂食嚥下に関与する筋群の力が弱く，不随意運動により筋協調能が乏しく，異常な筋緊張（舌突出，下口唇・頤部・頬の緊張）が顎口腔領域の形態に影響を及ぼし，歯列狭窄，上顎前突，開咬，下顎前歯の舌側傾斜などがみられ，摂食嚥下機能の発達遅滞，獲得不全がみられる．上肢の不自由がある場合は，指しゃぶりの経験不足などから過敏症状を呈する．

（2）経鼻胃管による経管栄養

小児や障害児の摂食嚥下障害では，器質的異常として口腔を含む消化器官の形態異常，神経筋疾患などがあるとともに，機能の発達遅滞があり，さらに知的障害，精神心理的要因が重複する．

児の基礎疾患による障害要因に加え，出生後哺乳障害があると経管栄養管理となることがある．離乳食を開始しても嚥下障害により経口摂取が進まず，経管栄養が継続される．経管栄養管理下では口への感覚刺激や遊びの経験が制限されて少ない，経口摂取経験が少ないために口腔咽頭領域の触覚過敏がある．口腔・咽頭・喉頭の協調が不良で，機能が獲得できずにいると嚥下と呼吸の協調の不良，嚥下不良によるムセ，胃食道逆流による嘔吐などの症状が重なり，さらに経口摂取が進まない．

長期の経管栄養管理症例では，口腔咽頭領域の機能が向上しても，経管栄養に依存したり固執して，経口摂取を拒否する「経管栄養依存症」となることがある．口腔顎顔面領域等の形態異常では，形態修復して機能障害の改善を図る手術を行うが，術

前・術後の長期の経口摂取制限により心理的に経口摂取を拒否する症例がある．

（3）気管切開

一般に気管切開をした場合，鼻腔に気流が生じていないのでにおいがわかりにくく，食物の味の感じ方が鈍い．さらに異物であるカニューレの存在に慣れる，つまり咽喉頭感覚が鈍くなるために，誤嚥しやすくなる．その他気管カニューレやカフがあることによる弊害として，喉頭挙上不良，咳は気管孔からでて誤嚥防止機構は働かない，体の後部にある食道が圧迫され開大不良になり咽頭から食道への通過が障害されるなどが考えられる．

6）精神心理的問題

食欲や精神心理的問題は摂食嚥下機能に影響する．

（1）感覚運動体験不足

乳幼児の顔面口腔周囲への触圧覚刺激は，療育者との接触や，児自身の指しゃぶり，入浴などの養育上の環境や，周囲から与えられるおもちゃなど多種多様である．肢体不自由や，経管栄養管理などにより，このような感覚刺激が少ない場合には，過敏や鈍麻がみられたり，刺激により引き出される口腔周囲の動きが少ないために，機能発達が阻害される．

（2）乳幼児摂食障害・経管栄養依存症

摂食嚥下に関わる構造や機能に，大きな障害を認めないにも関わらず，心理・行動的要因および育児や基礎疾患（低出生体重児，奇形症候群，低身長低体重を伴う疾患，先天性心疾患など）・栄養・全身状態などの身体的な側面を同時に有する乳幼児の摂食障害がある．

また，何らかの理由で経管栄養管理であったが，その後，全身状態や知能，運動機能に障害がなく，明らかなムセや誤嚥など摂食嚥下機能障害がないにも関わらず，経口摂取が進まず，経管栄養から離脱できず，さらに食事時間に栄養注入を要求する，経管栄養依存症が認められることがある（表3-7）．

（3）自閉症スペクトラム

社会的コミュニケーションと社会的相互作用の持続的な障害と行動・関心・活動における固定的・反復的なパターンを主徴とし，その特性により食事に関するさまざまな問題が現れる．

①偏食

同一性のこだわりや感覚偏倚（感覚の偏り）などの特性と関係し，食べない食材が多い．加齢とともに改善する傾向がみられるが，時間がかかる．

表 3-7　乳幼児摂食障害や経管栄養依存症に関わる要因

行動的問題	好き嫌い
	こだわり
	偏食
	過敏（触覚・味覚・嗅覚・視覚・聴覚）
食事恐怖 不快な経験	過去の食事の無理強い
	保護者の強い不安感
	吐き気，嘔吐，ムセ，窒息などの経験による食べることへの恐怖・不安
	ストレス
	経管栄養
	カテーテル交換の刺激
	顔面・口部・消化管の手術
経験不足	口腔機能発達時期の口腔顔面への適切な刺激の不足
	楽しい食事経験の不足
	空腹感を感じない状態
	新規の食品に対する不安・拒否
	手指の過敏や肢体不自由などによる食材や食具の手づかみ経験の不足
栄養過剰	経管栄養による腹部の膨満感
	空腹感とは一致しない栄養注入
	食欲の減退や生活リズムにより食欲を感じない状態
	介護者や児の経管栄養への依存
疾患の影響	経管栄養が必要になる状況（低出生体重児，奇形症候群，染色体異常，心疾患，呼吸器疾患，中枢神経疾患，胃食道逆流症）
	自閉症スペクトラムなど

②咀嚼不良

感覚偏倚等により口唇捕食の不良，前歯咬断の不良，丸呑みがみられる．

③食具操作の不良

手指は不器用なことがあり，食具がうまく使えないことがある．そのため，詰め込む，かき込むことがあり，さらに咀嚼不良で丸呑みしがちで，窒息の危険がある．

④食事中の問題行動

食事中に立ち歩く，人のものを取る，食器や食べ物を投げる，場所が変わると食べないなどの固執性などがある．

7）口腔状態

唇顎口蓋裂や小顎症以外にも，口腔衛生状態の不良や，う蝕，唾液分泌の異常，味覚の異常により食べる意欲や食べ方に影響がある（表 3-8）．

8）外科疾患とその手術後の後遺症

消化管を使用することができない食道閉鎖症のような疾患では，経口摂取も経管栄

表3-8 摂食に関わる口腔の問題とその原因

症状	原因
疼痛	歯の疼痛（う蝕・歯髄炎・歯根膜炎・歯周炎・動揺など）
	粘膜の疼痛（口内炎，口角炎，潰瘍，咬傷など）
口腔衛生状態の不良	歯肉増殖（薬剤性・不潔性）
口腔乾燥 唾液分泌の低下	口呼吸，鼻呼吸不全，薬物性，Sjögren症候群など
炎症	歯肉炎，歯周炎，歯髄炎，口内炎，舌炎など
薬剤性歯肉増殖	フェニトイン，カルシウム拮抗剤，免疫抑制剤など
薬剤性の唾液増加・気道分泌物の増加・筋緊張の低下・嚥下不良	ジアゼパム，クロナゼパム，ニトラゼパム
唾液分泌低下	抗コリン薬，抗ヒスタミン薬，向精神病薬，抗がん剤，抗不安薬
味覚異常	鉄欠乏，亜鉛欠乏，抗がん剤，降圧剤

養もできない期間が長く，術後には食道狭窄や胃食道逆流による嘔吐があり，経口摂取が進まないことがある．

心疾患や口腔顔面の外科手術においても，処置や口腔や食事に関する不快な経験が多く，食事への意欲が失われやすい．食事を強いることは避け，食事の楽しさを感じられる配慮が必要である．

9）知的障害

運動は，加わった感覚刺激により引き出される動きを，目的に合った動作に協調させることで機能として獲得される．知的障害の場合，このような機能獲得過程が障害され，捕食や咀嚼などの口腔機能の獲得の遅延，異常な運動や不良な習癖の定着が見られる．チュチュ食べといわれる吸啜様の動きで食べる，舌突出，口いっぱいに食物を詰め込む，丸呑みする，咀嚼しない，水分で流し込むなどが見られ，窒息のリスクがある．知的障害では手指の巧緻性が不良で，食具操作が拙いために，かき込みや犬食いが見られる．また反芻が見られることもある．

10）薬剤性

薬剤によって摂食嚥下機能に悪影響がある（表3-9）．

11）食事環境

小児の摂食嚥下機能発達を阻害する因子として，児自身の持つ摂食嚥下に関わる器官の形態異常や発育の不調和，神経筋の障害による摂食嚥下関連筋群の非協調や機能獲得不良，精神遅滞，適切で不快でない感覚運動の体験不足などとともに，児の養育

表3-9 摂食に関わる薬剤とその症状

症状	摂食への悪影響	薬剤
副作用としての錐体外路症状	パーキンソン症状による嚥下不良 口部ジスキネジア 遅発性ジスキネジア	消化管運動改善薬，向精神薬，制吐剤，抗うつ薬，抗パーキンソン薬など
中枢神経系の鎮静・抑制	嚥下反射惹起の減少 意識レベルの低下 食物認知の不良 眠気 筋緊張の低下	向精神薬，睡眠薬，抗てんかん薬，筋弛緩薬，抗ヒスタミン薬，抗不安薬，抗うつ薬
食欲不振，拒食	食欲低下	メチルフェニデート，アトモキセチン
筋弛緩・筋緊張の低下	姿勢保持困難 咀嚼不良・嚥下不良	筋弛緩薬，抗不安薬，ボツリヌス毒素，ステロイド
副交感神経の抑制	唾液分泌の低下 口腔乾燥 食塊形成不良 食道蠕動の低下	抗コリン薬，抗うつ薬，抗ヒスタミン薬，抗がん剤，抗精神薬
味覚異常	鉄欠乏 亜鉛欠乏	抗がん剤
唾液増加・嚥下不良	眠気 嚥下不良 喘鳴増加 呼吸不良	ベンゾジアゼピン系（ジアゼパム，クロナゼパム，ニトラゼパム，クロバザムなど）
下部食道括約筋圧の低下	胃食道逆流症の悪化	ドパミン，グルカゴン，アトロピン
歯肉の増殖	口腔清掃不良 咀嚼不良	フェニトイン，カルシウム拮抗剤，免疫抑制剤

に関わるさまざまな環境要因がある．食事環境としては，以下がある．

（1）食事姿勢

呼吸障害，未定頸，座位保持困難，筋緊張，頭部の後屈また過前屈などにより，食事中安定した食姿勢が取れないことがある．頭部や体幹の角度が介助者により不適切に設定されている場合もある．

（2）食器具

口裂に合わない大きすぎるスプーンや，口唇の機能に合わないボール部の深いスプーンを使用することで，口唇での捕食の機能が獲得できない，食事中のスプーンかみ，むせやすくなる，こぼしが多いという症状がみられることがある．スプーンの素材選択が不適切な場合もある．

口唇閉鎖機能が獲得されていない状態で一口大に切った食品をフォークで食べると，口唇で食物を捕食せず，歯でかじり取ったり，前歯にもあてずに口の後方に食物

を置くようになり，食物の物性を感じないために，押しつぶしや咀嚼をせずそのまま，丸呑みにつながることもある．

水分摂取機能に対しては不適切なコップやストロー類を使用するなどの例がある．

（3）食事介助方法

スプーンの挿入，引き抜き方が不適切な場合がある．開口させて食物を放り込む，口の後方に押し込む，突出した舌背に食物をのせる・なする，上唇や上顎前歯にスプーンをなするなどの介助は不適切である．介助方法が不適切であると，口唇で食物を捕食することができない，丸呑みしやすい，前歯で適切な一口を咬み切ることができない，などが見られる．

口唇顎閉鎖介助を不適切に実施している症例がある．

（4）食内容・食物形態

月齢だけでなく口腔機能と歯の萌出，上肢手指の巧緻性などを観察しながら，児の発育を促し，楽しく，安全に摂取できる食内容や形態（硬さ・大きさ・とろみ）を選択する．不適切であると，十分に栄養摂取できない，発育不良，むせる，食べない，嫌がる，誤嚥性肺炎などのリスクがある．水分においては，嚥下反射の惹起不良，口腔内での水分保持不良，移送不良によりむせることがあり，とろみ対応，ゼリー対応することがある．

（5）心理的問題

乳幼児摂食障害（P.44を参照）．ほかに生活リズムの不良，欲求不満や甘え，虐待などがある．小食な児に対して養育者が無理にたくさん食べさせようと強要することにより引き起こされることもある．

12）口腔機能発達不全症

口腔機能発達不全症とは食べる機能，話す機能，呼吸する機能が十分に発達していないか正常（定型的）に機能獲得できていない状態で，明らかな摂食機能障害の原因疾患を有さず，口腔機能の定型発達において，個人因子あるいは環境因子に専門的な関与が必要な状態を示す．口腔機能の発達は全身の健康と密接な関わりがあり，またその発達には個人差がある．

そのために多様な支援が必要で，診断基準としては，15歳未満で，「咀嚼機能・嚥下機能・食行動・構音機能・栄養（体格）・その他」の項目の中で咀嚼機能を含む3項目以上に異常が見られた場合，口腔機能発達不全症と診断され，小児口腔機能管理加算の対象となる．表3-10のチェック項目C-1～C-12のうち2つ以上に該当するものを「口腔機能発達不全症」と診断する．

表 3-10 発達不全症チェックリスト

A 機能	B 分類	C 項目	該当項目	指導・管理の必要性
食べる	咀嚼機能	C-1 歯の萌出に遅れがある	☐	☐
		C-2 機能的因子による歯列・咬合の異常がある	☐	
		C-3 咀嚼に影響するう蝕がある	☐	
		C-4 強く咬みしめられない	☐	
		C-5 咀嚼時間が長すぎる，短すぎる	☐	
		C-6 偏咀嚼がある	☐	
	嚥下機能	C-7 舌の突出（乳児嚥下の残存）がみられる（離乳完了後）	☐	☐
	食行動	C-8 哺乳量・食べる量，回数が多すぎたり少なすぎたりムラがある等	☐	☐
話す	構音機能	C-9 構音に障害がある（音の置換，省略，歪み等がある）	☐	☐
		C-10 口唇の閉鎖不全がある（安静時に口唇閉鎖を認めない）	☐	
		C-11 口腔習癖がある	☐	
		C-12 舌小帯に異常がある	☐	
その他	栄養（体格）	C-13 やせ，または肥満である（カウプ指数・ローレル指数で評価）	☐	☐
	その他	C-14 口呼吸がある	☐	☐
		C-15 口蓋扁桃等に肥大がある	☐	
		C-16 睡眠時のいびきがある	☐	
		C-17 上記以外の問題点（　　　　　　　　）	☐	

3 まとめ

小児・障害児の摂食嚥下障害の原因は，形態異常や染色体異常に伴うもの，全身疾患や，形態異常・発達障害に伴うものなどさまざまである．

臨床に際しては本稿に記載されている以外にも摂食嚥下障害を呈する疾患や要因がある．

対象者の摂食嚥下状態を改善し，機能発達を促す歯科医療・支援ができるようになるためには対象者の摂食嚥下障害の原因を検索し，よく理解することと，対象者の全身状態，摂食状態，取り巻く環境などをよく観察することが重要である．

（蓜島桂子・蓜島弘之）

2 脳卒中患者の摂食嚥下障害

1 はじめに

　わが国では古くから脳卒中という言葉が使われてきた．卒中の"卒"は"突然に"，"中"は何かに"当たって倒れる"という意味である[1]．わが国における脳卒中診療の実態として，日本脳卒中協会が発症後7日以内の急性期脳卒中および一過性脳虚血発作の多施設調査をしている[2]．その調査による病態別の割合は脳梗塞（一過性脳虚血発作を含む）75.6％，脳出血19.8％，くも膜下出血4.6％であり，発症時の平均年齢は脳梗塞（一過性脳虚血発作を含む）74.4歳，脳出血69.9歳，くも膜下出血65.0歳である．

　平成28年の主な死因別死亡率（人口10万対）の第4位は脳血管疾患（8.4％）である[3]．近年，脳血管疾患の死亡率は低下傾向にある一方，障害をもって生きる人は増えており，リハビリテーション（リハ）医学のニーズが増加している．なお脳卒中は，National Institute of Neurological Disorders and Strokeの分類（第3版）[4]において脳血管障害の1つに分類される．

　脳卒中の危険因子[1]は，高血圧が最も危険といわれているが，その他に心疾患，糖尿病，高脂血症，飲酒・喫煙，肥満，経口避妊薬，季節・気候（寒冷地に多く，冬は脳出血が多い），脳梗塞の既往などが報告されている．症状は片麻痺，意識障害などで発症することが多いが，めまい，感覚障害，歩行障害，けいれん，尿失禁，視力・視野障害，言語障害も生じやすい．治療は呼吸管理，酸素吸入，血圧管理，血管確保，膀胱管理，感染予防，脳浮腫対策があげられる．ここでは3大脳卒中と呼ばれる脳梗塞，くも膜下出血，脳出血について解説する[1]．

1）脳梗塞

　脳血流量が正常の30％以下になると，その部位の機能は障害され，10～20％以下になると組織学的に不可逆性変化（脳梗塞）が生じる．分類は発生機序によりアテローム血栓性脳梗塞，ラクナ梗塞，心原性脳塞栓症がある．

　（1）アテローム血栓性脳梗塞

　アテロームとは粥腫を意味する．頸部血管，脳主幹動脈（前・中・後大脳動脈，椎骨・脳底動脈など）やその皮質枝に生じたアテローム硬化性変化による閉塞・狭窄に

● 第3章　摂食嚥下障害の病態 ●

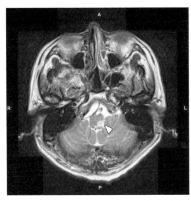

入院時 意識（Japan Coma Scale［JCS］ I-1：見当識は保たれているが，意識清明ではない），運動麻痺−，感覚障害＋（左側口唇の表在知覚鈍麻［Horner 徴候］と右側上肢の表在知覚鈍麻：交叉性），高次脳機能障害−，摂食嚥下障害＋（急性期介入時，回復期入棟時ともに水分誤嚥）．摂食嚥下リハは，左頸部回旋とリクライニング，食事形態の調整を行った．退院時，軟菜食での3食の経口摂取が確立（Functional Independence Measure［FIM］食事7：完全自立），口腔ケアも完全自立となった．

図3-3　MRI（T2強調画像），50代，男性，脳梗塞　左延髄外側（矢印），左椎骨動脈解離によるワレンベルグ症候群

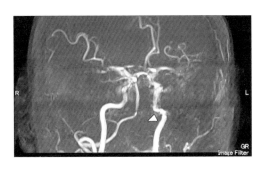

図3-4　MRA（Magnetic Resonance Angiography：磁気共鳴血管画像），50代，男性，脳梗塞，左延髄外側，左椎骨動脈解離によるワレンベルグ症候群，左椎骨動脈の描出不良（矢印）

よる脳梗塞である．臨床症状として主幹血管の閉塞では，反対側の片麻痺のみではなく失語，失行，失認などの高次脳機能障害が出る場合が多い．なお脳幹の症候群で知られているのが，ワレンベルグ症候群である（図3-3，4）．

検査所見として，一般的にCTは発症24〜48時間後に画像所見が出る．MRIではT2強調画像で高信号領域として描出される．治療は血栓溶解療法（tissue-Plasminogen Activator：t-PA）の使用があげられるが，症状出現から3時間以内，CTなどの画像上出血がない等，その適応が限られる．再発予防のために抗血小板薬のアスピリンも使用される．

・高次脳機能障害[5〜9]

病気や事故などの様々な原因で脳が部分的に損傷されることにより，言語・思考・記憶・行為・学習・注意などの知的な機能に障害を起こす状態を指す．代表的なものに失語，失認，失行があり口腔ケアや摂食嚥下リハをする上で理解が必要である．もし作業療法士や言語聴覚士が身近にいる場合は，対応法を相談すると良い．

①失語

脳に存在する言語中枢が損傷することで起こる障害である．言語中枢は，多くの場

合，大脳の左側にあるといわれており，左前頭葉下部（ブローカ領域）と左側頭葉上部（ウェルニッケ領野）が主な言語中枢である．失語は高次脳機能障害の中で最も頻度が高い．主な分類は，

　a）運動性失語（ブローカ失語）：日常の会話は理解できるが，話し方の流暢性が欠けている状態である．口ごもり，話の組み立てや抑揚に問題がある．

　b）感覚性失語（ウェルニッケ失語）：ブローカ失語とは逆に発話の流暢性は保たれているが，錯語が多いのが特徴である．錯語には，例えば「とけい」を「めがね」と間違える（語性錯語），「とけい」を「とけん」と発音を間違える（字性錯語）があり，重度になると意味不明の言葉（ジャルゴン）が続くようになる．相手の話を理解していないのも特徴である．

　c）伝導失語：主に復唱が障害される．聞いた言葉を繰り返し言うことができない．

　d）健忘失語：単語が想起できず，なかなか言葉が出てこない状態である．

　e）全失語：すべての言語に関わる機能が障害されている状態である．

　主な対応法として，単純な短い単語や文章で話す，「はい・いいえ」で答えられる質問をする，文字を使う，ジェスチャーや指さしを用いる，なるべくゆっくり話をするなどがあげられるが，失語の症状により対応法は様々である．

②失認

　感覚連合野と意味記憶系が離断された状態である．「視る」，「聞く」，「触る」など感覚を介して対象物を認知することの障害．症状は，例えば息子を見ても分からない（相貌失認），日常使用している物を触っても，何か分からない（触覚失認），ケーキをみてもケーキと分からない（視覚失認），自分の身体の一部を正しく指したり，名称を言ったりすることができない（身体失認）などに分類される．視覚失認は，視力や視野に問題がないにも関わらず見たときに何か分からない．しかし触ったり，特徴のある音を聴けば分かる状態を指す．対応法として視覚失認の場合，物品を様々な角度から観察させた上で，触覚性認知も加えリハを行う．口腔ケアの場合，視覚（鏡を使う），聴覚（話しかける），触覚（歯ブラシを触らせる）を意識して対応する．

③失行

　運動麻痺や失語，失認がないにも関わらず指示された運動や物品使用を誤る状態である．失行は観念運動失行，口腔顔面失行，観念失行などに分類される．症状は，例えば，敬礼のまねができない（観念運動失行），挺舌や開口の指示に従えない（口腔顔面失行），歯みがきの手順がわからない（観念失行），義歯の上下や前後を誤る，洋服が上手く着られないなどが現れる．

　口腔ケアの対応法としては，手本を提示する（ブラッシング場面を見せる），フィードバック（歯ブラシの当て方の誤りを指摘する），難易度の調整（唇側のブラッシ

ングができたら，舌側のブラッシング）などがある．

（2）ラクナ梗塞

ラクナとは近代ラテン語で小さな穴を語源とする．ラクナ梗塞は被殻，橋，視床，尾状核，内包，放線冠など脳の深部に生じる直径 15mm までの小さな梗塞である．多くは高血圧を合併している．臨床症状として四肢の痙縮，深部反射亢進，小刻み歩行，知能低下，感情障害などがある．ラクナ梗塞はその 2/3 は無症状（無症候性脳梗塞）といわれているが，その発症部位によっては明らかな症状を呈する．一般的にラクナ梗塞は多発性を除き予後は良い．検査は MRI が有用であり，治療はアテローム血栓性脳梗塞に準ずる．

（3）心原性脳塞栓症

脳塞栓症を起こす栓子は，ほとんどが心臓内や頸部動脈，大動脈弓の血栓が剥離したものである．原因となる心疾患は，心房細動のほかにリウマチ性心臓弁膜症，急性および亜急性感染性心内膜炎，特発性心筋症などがあげられる．また約 30％が出血性（出血性梗塞）となる．その原因は塞栓による閉塞部が再開通を起こし，梗塞部に多量の血液が流れ込んでくるためである．

予後は出血性梗塞となり，強度の脳浮腫を伴ったものや内頸動脈の完全閉塞例は不良である．治療は脳圧降下薬，脳保護薬，t-PA などが用いられる．心房細動，弁置換術を受けている場合は，再発予防のため出血性梗塞，重篤な高血圧がないことを確認した上でヘパリン，次いで経口投与が可能になればワルファリンなどの抗凝固薬を長期使用する．

2）くも膜下出血（図 3-5, 6）

脳や脊髄は外側から硬膜，くも膜，軟膜の 3 層の膜により覆われている．くも膜下出血とは広義にはくも膜下腔（くも膜と軟膜の間の腔）に出血するすべての状態を指す．原因は脳動脈瘤の破綻と脳動静脈奇形からの出血である．前者はくも膜下出血の 75～90％以上，後者は 5～10％を占めている．臨床所見は突発性の頭痛，悪心や嘔吐を伴い，重症なものは 5 分以内に急死することもある．臨床上，くも膜下出血が疑われる場合は CT もしくは髄液検査で判定し，脳血管撮影でその原因を明らかにする．CT における高吸収域は発症直後より 1 週間以内に高率で画像上に認められる．髄液検査では強い血性を示す．経過の特徴として再発傾向が高く，再発により予後が悪くなる．

治療として動脈瘤破綻の場合は原則，手術適応となり動脈瘤頸部のクリッピングが行われる．脳動静脈奇形は切除以外に根治法はないが，手術が不可能な症例はガンマナイフによる非開頭的治療が行われる．脳動静脈奇形によるくも膜下出血は比較的予

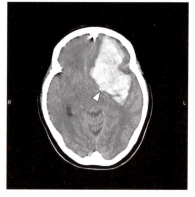

入院時 JCS Ⅱ-30（痛み刺激を与えつつ，呼びかけを繰り返すと辛うじて開眼する），右片麻痺，失語，摂食嚥下障害（急性期介入時：食物誤嚥，転院時：水分誤嚥），クリッピング術が施行された．摂食嚥下リハは，リクライニングとネクター状のトロミ水を用いた直接訓練を中心に行い，転院時3食のミキサー食が経口可能（FIM 食事2：最大介助）となった．口腔ケアも全介助であった．

図3-5　CT画像，60代，男性，左中大脳動脈瘤の破裂，くも膜下出血（矢印）

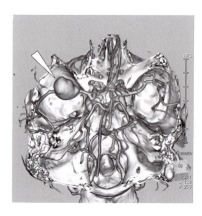

図3-6　3次元 CT アンギオグラフィー，60代，男性，左中大脳動脈瘤（矢印）の破裂，くも膜下出血

後が良い．

3）脳出血（図3-7）

　脳実質内の出血であり高血圧に起因する頻度が高い．高血圧性脳出血の好発部位は，被殻やレンズ核，視床である．また脳出血の3/4は大脳半球で起こり，その多くは大脳基底核付近である．臨床症状は出血の部位や血腫の大きさによって異なる．検査所見はCTが有用であり，血腫は高吸収の陰影として画像上に明瞭に認められる．予後が悪い脳出血は，発症後1時間以内に急速に進行し深昏睡に陥るもの，大きな橋出血や小脳出血での昏睡である．意識障害のない例では予後は比較的良好である．

　一般に脳梗塞より脳出血は再発が少ない．治療は脳圧下降薬などが用いられる．また外科的治療に血腫除去がある，しかし適応として確立したものは限定されている．脳室内出血がある場合は脳室ドレナージを行うことがある．

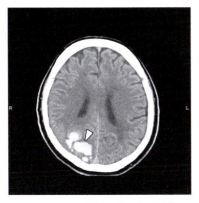

入院時 JCS（Ⅰ-3：覚醒しているが，自分の名前や生年月日が言えない），左片麻痺，左側半側空間無視，摂食嚥下障害（初回介入時：水分誤嚥，退院時：機会誤嚥），摂食嚥下リハは，高次脳機能障害があったため食事形態の調整や単純な姿勢調整にて直接訓練を行った．退院時，3食の咀嚼調整食が経口可能となった（FIM 食事3：中等度介助），口腔ケアも中等度介助であった．

図3-7　CT画像，70代，男性，右頭頂後頭葉皮質下出血（矢印）

2 脳卒中患者の摂食嚥下障害

　脳卒中患者は「意識障害がある」，「食物の認知が悪い」，「口に取り込む動作ができない」，「嚥下運動が障害されている」，「拒食がある」など色々な原因が重なり摂食嚥下障害が起こる．特に，急性期では高頻度で摂食嚥下障害が観察される．Barer[10]が，初回発症の大脳一側性脳卒中患者357例でその頻度と経過を報告している．その報告によると，臨床的に何らかの摂食嚥下障害を有する割合は発症48時間以内に29％，1週時で16％，1カ月時で2％，6カ月時では0.4％としている．すなわち，急性期には大脳一側性病変でも摂食嚥下障害が出現する一方，その予後はよい．ただし，本報告では初診時の意識障害例や経口摂取不能例，途中死亡例，脳幹部病変例は除かれている．

1）球麻痺と仮性球麻痺

　摂食嚥下障害の病態把握のためには，球麻痺と仮性球麻痺について理解する必要がある．球麻痺は延髄の諸脳神経（舌咽神経，迷走神経，舌下神経）の運動神経核の障害により，発語，発声，嚥下，呼吸，循環などに障害をきたして生じる症候である[11]．仮性球麻痺は，延髄神経核の上位ニューロンの障害によって生じる症候を指す．仮性球麻痺は障害部位から皮質・皮質下型，基底核型，脳幹型の3型に分類される[12]．

（1）皮質・皮質下型

　島皮質，弁蓋部など多くの嚥下関連皮質領野が候補としてあげられている．皮質・皮質下型の摂食嚥下障害の特徴は，高次脳機能障害を伴うことが多い．

（2）基底核型

基底核の障害により，黒質―線状体路のドーパミン分泌量の減少が指摘されている[13]．またドーパミン産生の減少は迷走神経の知覚線維に含まれるサブスタンス P（SP）の量を減少させることが判明している[14]．知覚線維中の SP は主要な神経伝達物質の一つであるため，SP の減少は嚥下反射の惹起性低下や咳反射の低下をもたらす．

（3）脳幹型

延髄より上の橋や中脳で起こる．橋は部位により神経所見も嚥下動態も異なる．橋底部の梗塞の典型例は閉じこめ症候群（意識が保たれ開眼していて外界を認識できるが，完全四肢麻痺と球麻痺のため，手足の動きや発話での意思表出能が失われた状態）であり，ADL の低下に比して嚥下動態は良好である．一方，橋被蓋部下部では孤束核，疑核の関与が考えられ，嚥下障害が重症化することがある[15]．垂直方向の病変部位の広がりに注意する．

3 摂食嚥下障害リハビリテーション

1）球麻痺と仮性球麻痺

球麻痺は大脳の病変ではないため，認知機能が保たれていることが多い．つまりコミュニケーションが取れるため，理解力が必要な嚥下法や姿勢調整法を用いて訓練することができる．また嚥下造影で咽頭機能の左右差を評価することも重要である（図3-8）．

仮性球麻痺は，高次脳機能障害があると訓練が実施しにくい．直接訓練では，食形態の調整や簡単な姿勢調整を組み合わせて進める．具体的な訓練法の詳細については摂食嚥下リハビリテーションの訓練法[16]を参照されたい．

2）急性期と回復期

脳卒中の発症直後にあたる急性期では，摂食嚥下障害が起こりやすいため入院早期から口腔ケアを徹底して行う．急性期の摂食嚥下障害の要因は覚醒度の問題が大きく，脳浮腫などが改善し覚醒度が改善すれば摂食嚥下障害も改善することを念頭に入れる[17]．また摂食嚥下のスクリーニング検査で方針が決まらない場合は，嚥下内視鏡検査を実施した方が良い．摂食嚥下のスクリーニング検査は改定水飲みテストや反復唾液飲みテストが推奨されるが，意識障害や高次脳機能障害のため実施できない場合もある．そのため 1～4 mL 程度の少量のトロミ水を用いた水飲みテストを行い，嚥下反射の惹起性やムセ，呼吸状態などを考慮しながら直接訓練を進めることも少な

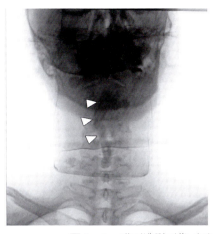

脳画像は図3-3〜4を参照．正面像において食塊（トロミ水）が健側である右側（矢印）を有意に通過している．頸部左回旋が有効な症例であった．なおバルーン訓練は不要であり，摂食嚥下障害が軽度なワレンベルグ症候群であった．

図3-8 嚥下造影画像（正面像），50代，男性，脳梗塞，左延髄外側，左椎骨動脈解離によるワレンベルグ症候群

くない．

病状が安定してくる回復期では，脳幹型の病変や広範囲な大脳障害において摂食嚥下障害が残存しやすい．そのため，様々な姿勢調整法や嚥下法を用いて直接・間接訓練を実施する．そして適宜評価を行い安全な経口移行，経口維持に努める．

3）薬物療法と栄養管理

薬物療法は，ACE阻害剤（降圧薬）やシロスタゾール（抗血小板薬）など誤嚥性肺炎を減らすとされる薬の使用を検討する．また経鼻胃管を選択する際，チューブはできるだけ細い管（10fr以下）にする．細い管での問題点は薬剤注入後の管の閉塞だが，簡易懸濁法にて対応すると良い．胃瘻については，どのタイミングで造設するか議論がある．

4 急性期脳卒中における肺炎と経口摂取移行

急性期脳卒中の肺炎発症率は1.8〜44.0％[18〜26]といわれており，発症率は調査した場所，肺炎の定義，脳卒中の発症部位によって異なる[27]．入院から72時間以内に発症する early onset pneumonia（EOP）は Hilker ら[28]が73％，Walter ら[29]が78％と報告している．しかしいずれの報告も口腔衛生管理や摂食嚥下評価については明記されていない．前島ら[20]は発症早期からの摂食嚥下評価やリハビリを行った結果，EOPは42％と報告している．また脳卒中患者の人工呼吸器関連肺炎に関して Kasuya ら[30]は28％，Hilker ら[28]は82％と報告している．補足として経鼻経管栄養は肺炎を

防ぐ一時的な手段[31]にすぎないことも知っておくべきである．

　脳卒中に関わる肺炎患者の歯の状態は，30％が無歯顎であったとする報告[32]がある．

　摂食嚥下評価を行った調査において，急性期脳卒中における退院時の3食経口移行は51〜94％[18,20,24,31]であり，早期からの口腔衛生管理や摂食嚥下評価を行った群では経口移行率が有意に高いとの報告[18]がある．また退院時の3食常食摂取率は0〜41％[18,20,33]といわれている．尾﨑らは，急性期において多職種とともに歯科が肺炎予防システムを構築した結果，脳卒中患者の肺炎発症の減少を確認した[34]（表3－11）．医療の質の向上のためには，急性期からの歯科介入が望まれる（図3－9）．

5 口腔ケアと歯科診療

1）情報収集

　脳卒中の背景となった高血圧，糖尿病，心房細動などの疾患，その症状や処方内容，通院歴を確認しリスクマネジメントを行う．脳卒中患者の病歴聴取は認知機能の低下などにより困難な場合があるので，患者にとってのキーパーソンからも医療面接を行う．また自己休薬には注意が必要であり，定期的に通院をしているかを薬手帳などで確認することも大切である．CTやMRIの脳画像については簡単な読影ができる方が良い．読影ができると多職種とのコミュニケーションも円滑になることが多い．

2）歯科用ユニットへの移乗

　車椅子から歯科用ユニットへの移乗が問題になりやすい．できるだけ健側を歯科ユニットに寄せるようにしたいが，多くの歯科用ユニットでは右側からの移乗となる．さらに移乗の際，患者が掴まる場所が少ないため転倒の危険性がある．移乗後は麻痺側に倒れやすいのでタオル等を使用する，また注意障害の場合は不穏な動きがあるため，歯科用ユニットからの転落に注意する．もし転倒や転落したら，脳神経外科や整形外科などの専門の医療機関を受診させる．

3）バイタルサイン

　バイタルサインである血圧，脈拍，酸素飽和度，体温，呼吸数を測定し記録する．また心疾患がある場合の観血処置時は，心電図を取った方が良い．特に認知機能が低下している時は，痛みなどの症状を訴えることができない場合もあるため，バイタルサインや心電図といったモニタリングは有用である．バイタルサインの評価は基準値だけでなく，日常の値を知っておくことも大切である．血圧が異常に高い，発熱して

表3-11 多職種と連携した歯科による肺炎予防システムの効果（肺炎発症と各変数との関係）

入院時のJCS 3桁，初回評価時の摂食嚥下の重症化で肺炎リスクが高まり，歯科による肺炎予防システムの導入で肺炎リスクの低下を確認した．

		OR (95% CI)	P
性別（reference 女性） 年齢（reference 70歳未満）		1.44 (0.68-3.07)	0.344
	70～79歳	1.37 (0.47-3.99)	0.565
	80歳以上	2.99 (0.10-8.95)	0.051
脳卒中の分類（reference 脳梗塞）	脳出血	1.08 (0.46-2.59)	0.851
	くも膜下出血	2.77 (0.83-9.27)	0.098
併存疾患（reference 無し）	脳血管障害	0.58 (0.21-1.63)	0.305
	呼吸器疾患	2.62 (1.01-6.82)	0.047*
	心不全	1.52 (0.57-4.09)	0.403
	認知症	2.26 (0.74-6.94)	0.155
入院時BMI（reference 18.5～24.9）	18.5未満	1.23 (0.40-3.76)	0.715
	25以上	1.02 (0.40-2.61)	0.968
入院時JCS（reference 1桁）	2桁	0.93 (0.34-2.53)	0.887
	3桁	3.84 (1.32-11.25)	0.014*
発症前mRS（reference 0）	1～2	1.86 (0.71-4.90)	0.206
	3～5	1.13 (0.41-3.16)	0.810
初回DSS（reference 5～7）	3～4	6.02 (2.25-16.15)	<0.001*
	1～2	10.09 (3.53-28.86)	<0.001*
残根を除く残存歯数（reference 20本以上）	0本	1.84 (0.65-5.19)	0.251
	1～19本	1.85 (0.75-4.57)	0.185
肺炎予防システム導入前（reference 定着後）		2.70 (1.17-6.21)	0.020*

BMI, Body Mass Index; JCS, Japan Coma Scale; mRS, modified Rankin Scale; DSS, Dysphagia Severity Scale; OR, Odds Ratio; CI, Confidence Interval

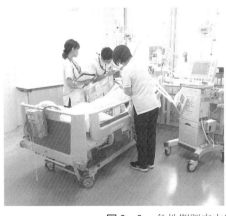

発症後2日以内に脳卒中患者は全例において歯科検診を受けるシステム．入院患者はケアの一環として歯科介入を受ける（ケアとして介入するため主科からの依頼を待つ必要はない）．

図3-9 急性期脳卒中患者に対する肺炎予防の取り組み
（足利赤十字病院 救命病棟）

いる場合などバイタルサインがみだれている場合，急を要さない一般歯科治療は原則中止をする．

4）抗血栓療法の患者

　脳梗塞の治療として，抗血栓療法を実施している患者は多い．抗血栓療法の患者に対する単純抜歯の場合，原則的に適切な局所止血処置を併用すれば，抗凝固薬は継続投与のままで良い[35]．直接トロンビン阻害薬（プラサギサ）や第 Xa 因子阻害薬（リクシアナ，エリキュース等）内服中の抜歯は，内服 6 時間以降，可能であれば 12 時間以降のトラフ（≒最低血中薬物濃度）時に行うことが勧められる[35]．

　歯周基本治療の際も出血に注意する．抗血栓療法のコントロールが不良な場合，歯肉からの自然出血を認める場合もある．この場合，専門医療機関への依頼を検討する．また簡易型の PT-INR 測定器は容易かつ短時間で測定できるため有用である．

（尾﨑研一郎）

文　　献

1）高久史麿，他：新臨床内科学 第 9 版，医学書院，東京，1066〜1086，2009.
2）日本脳卒中データバンク運営委員会：日本脳卒中データバンク報告書，5〜6，2018.
3）Special report from the national institute of neurological disorders and stroke：classification of cerebrovascular diseases III，Stroke，21：637〜676，1990.
4）厚生労働省：平成 28 年人口動態統計月報年計（概数）の概況，10〜11，2017.
5）原　寛美：高次脳機能障害ポケットマニュアル，医歯薬出版，東京，15〜20，2005.
6）米本恭三，他：高次脳機能障害対応マニュアル 初回面接から長期支援までのエッセンシャルズ，南江堂，東京，8〜9，116〜117，2008.
7）遠藤邦彦：失語性および非失語性呼称障害 物品呼称の神経学的メカニズム，聴能言語学研究，10：66〜78，1993.
8）後藤　淳：高次脳機能障害に対する運動療法，関西理学，6：5〜13，2006.
9）植田耕一郎：脳卒中患者の口腔ケア 第 2 版，医歯薬出版，東京，34〜47，2015.
10）Barer DH：The natural history and functional consequences of dysphagia after hemispheric stroke, J Neurol Neurosurg Psychiat, 52：236〜241, 1989.
11）平山恵造：神経症候学，文光堂，東京，288，1991.
12）巨島文子：嚥下障害の見方，コミュニケーション障害学，22：185〜189，2005.
13）Kobayashi H, et al：Levodopa and swallowing reflex, Lancet, 348：1320〜1321, 1996.
14）Jia YX, et al：Dopamine D1 receptor antagonist inhibits swallowing reflex in guinea pigs, Am J Physiol, 274：R76〜80, 1998.
15）進　武幹：嚥下の神経機序とその異常，耳鼻，40：239〜422，1994.
16）日本摂食嚥下リハビリテーション学会医療検討委員会：訓練法のまとめ（2014 版），日摂食嚥下リハ会誌，18：55〜89，2014.
17）馬場　尊，他：摂食嚥下障害リハビリテーション ABC 脳卒中，MEDICAL REHABILITATION,

212：177〜182，2017.
18）Takahata H, et al：Early intervention to promote oral feeding in patients with intracerebral hemorrhage: a retrospective cohort study, BMC Neurol, 11：6, 2011.
19）Mann G, et al：Swallowing function after stroke prognosis and prognostic factors at 6 months, Stroke, 30：744〜748, 1999.
20）前島伸一郎，他：脳卒中に関連した肺炎：急性期リハビリテーション介入の立場からみた検討，脳卒中，33：52〜58，2011.
21）Lim SH, et al: Accuracy of bedside clinical methods compared with fiberoptic endoscopic examination of swallowing（FEES）in determining the risk of aspiration in acute stroke patients, Dysphagia, 16：1〜6, 2001.
22）Titsworth WL, et al: Prospective quality initiative to maximize dysphagia screening reduces hospital-acquired pneumonia prevalence in patients with stroke, Stroke, 44：3154〜3160, 2013.
23）Langdon PC, et al：Dysphagia in acute ischaemic stroke: severity, recovery and relationship to stroke subtype, J Clin Neurosci, 14：630〜634, 2007.
24）Daniels SK, et al：Aspiration in patients with acute stroke, Arch Phys Med Rehabil, 79：14〜19, 1998.
25）Carnaby G, et al：Behavioural intervention for dysphagia in acute stroke: a randomised controlled trial, Lancet Neurol, 5：31〜37, 2006.
26）Dromerick A, Reding M：Medical and neurological complications during inpatient stroke rehabilitation, Stroke, 25：358〜361, 1994.
27）Emsley HC, Hopkins SJ：Acute ischaemic stroke and infection: recent and emerging concepts, Lancet Neurol, 7：341〜353, 2008.
28）Hilker R, et al：Nosocomial pneumonia after acute stroke implications for neurological intensive care medicine, Stroke, 34：975〜981, 2003.
29）Walter U, et al: Predictors of pneumonia in acute stroke patients admitted to a neurological intensive care unit, J Neurol, 254：1323〜1329, 2007.
30）Kasuya Y, et al：Ventilator-associated pneumonia in critically ill stroke patients: Frequency, risk factors, and outcomes, J Crit Care, 26：273〜279, 2011.
31）Dziewas R, et al：Pneumonia in acute stroke patients fed by nasogastric tube, J Neurol Neurosurg Psychiatry, 75：852〜856, 2004.
32）Sellars C, et al：Risk factors for chest infection in acute stroke: a prospective cohort study, Stroke, 38：2284〜2291, 2007.
33）稲本陽子，他：脳血管障害による摂食・嚥下障害患者の分析 嚥下訓練前後の変化，日摂食嚥下リハ会誌，7：117〜125，2003.
34）尾﨑研一郎，他：急性期脳卒中患者に対する多職種連携による口腔衛生管理の効果〜歯科による肺炎予防システムの構築〜，日摂食嚥下リハ会誌，22, in press.
35）日本有病者歯科医療学会/日本口腔外科学会/日本老年歯科医学会：科学的根拠に基づく抗血栓療法患者の抜歯に関するガイドライン 2015年改訂版，2015.

3 人生の最終段階にある患者の摂食嚥下障害

1 はじめに

　摂食嚥下障害は，先天性疾患や乳幼児期の障害によって起こる場合と一旦正常に発達した摂食嚥下機能が何らかの疾病によって障害される場合のほかに，人生の最終段階において，摂食嚥下障害になる場合もある．本項では，人生の最終段階にある患者における摂食嚥下障害の病態および対応について解説する．

2 人生の最終段階とは

　人は加齢と共に身体機能が低下し，やがては死を迎えることとなる．近年ではその死の直前の状態を「人生の最終段階にある」ということが一般的になっている．この期間については，人によって個人差があり，いつからが人生の最終段階であるかの明確な指標はない．厚生労働省が示す人生の最終段階における医療・ケアの決定プロセスに関するガイドラインでも「人生の最終段階には，がんの末期のように，予後が数日から長くとも2～3カ月と予測が出来る場合，慢性疾患の急性増悪を繰り返し予後不良に陥る場合，脳血管疾患の後遺症や老衰など数カ月から数年にかけ死を迎える場合があります．どのような状態が人生の最終段階かは，本人の状態を踏まえて，医療・ケアチームの適切かつ妥当な判断によるべき事柄です」と明記されている．すなわち，関わるすべての職種が総合的に観察・考察し，その職種と本人・家族による話し合いにてその段階が決められるものとされているのである．

　人は食べ物を食べられなくなると衰弱し，やがては死に至る．人生の最終段階に近づくサインとして，摂食嚥下障害の発生は重要なものである．だが，人生の最終段階で「なぜ，食べられないのか」を精査することは非常に難しい．もちろん歯科医療関係者だけで「食べられない」ことの判断は困難であろう．しかし，医師だけでもその決定には困難な場合もある．

　特に人生の最終段階にある患者では，なぜ食べられないのかを精査するために，専門職がチームとなって取り組んでその原因を精査し，できるだけ最後まで口から食べることを進めることが重要である．

3 人生の最終段階における摂食嚥下障害の原因

1）脳血管障害

　脳血管障害は人生の最終段階ではなくても，摂食嚥下障害の起因疾患として最も多いものである．重篤な脳血管障害にて急激に摂食嚥下障害が進行し，人生の最終段階に至るケースもあれば，度重なる脳血管障害の発生で，徐々に機能が低下し，食べられなくなってしまうこともある．重度になればなるほど，脳血管障害の発症回数が増えれば増えるほど，摂食嚥下リハビリテーションの効果は上がらず，回復が困難になり経口摂取できなくなる確率が上がるのである．

2）認知症

　脳血管障害による認知症でも，神経変性疾患による認知症（アルツハイマー型認知症が代表的）においても，その病状の進行とともに，摂食嚥下障害の症状が現れることが多い．特に認知症による摂食嚥下障害では，認知期障害による食べ物の認識障害や口の中への食べ物の溜め込み，嚥下タイミングの不良によって起こる誤嚥などがみられる．また，拒食や危険な食べ方（早食いやガツガツ食い）など食行動に異常がみられることもあり，食行動全般に様々な機能低下がみられるのが，認知症による摂食嚥下障害である．

　認知症患者の人生の最終段階では，経口摂取困難が必ずといってよいほど起こるが，以前はその精査が困難であったことから，多くの認知症末期の患者に経管栄養が施された．経管栄養を施された患者はその生命維持に医師や看護師の医学的管理を必要とする．それが高齢者の長期入院を増加する結果となり，医療費の増加をもたらし社会問題化した．現在では「認知症患者の経管栄養」は見直される傾向にある．そのために頻回に行われていた胃瘻（経管栄養法の一種）を作る手術の前には，摂食嚥下機能を評価することが盛り込まれるなど，多くの取り組みが行われた結果，人生の最終段階における経管栄養患者は減少しているといわれる（図3-10）．

3）　神経難病

　難病とは，（1）原因不明，治療方針未確定であり，かつ，後遺症を残す恐れが少なくない疾病，（2）経過が慢性にわたり，単に経済的な問題のみならず介護等に著しく人手を要するために家族の負担が重く，また精神的にも負担の大きい疾病と定義されている．
　神経難病とは，そのうち神経に何らかの障害および症状を呈する疾患のことをいう．具体的には，筋萎縮性側索硬化症（以下ALS），脊髄性筋萎縮症，脊髄小脳変性症，多系統萎縮症（線条体黒質変性症，オリーブ橋小脳萎縮症，シャイ・ドレーガー

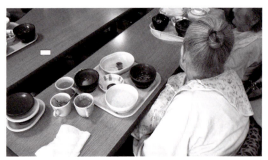
図3-10 食事が目の前に出されても全く関心を示さない認知症患者．数日食事をしていなくても，全く食べないケースもある．

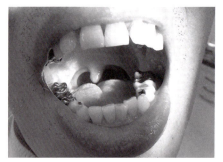
図3-11 筋萎縮性側索硬化症により，舌の萎縮が出現している患者

症候群），多発性硬化症，重症筋無力症，パーキンソン病，進行性核上性麻痺などがある．神経難病の発生頻度は全体で1,200人に1人の割合で，わが国には10万人以上の患者がいるといわれている[1]．主に神経組織の変性によって起こるが，障害される部位や程度により症状の出現に違いがある．若年者でも発症する疾患であるが，中年期以降に発症する神経難病も多いため，高齢化のスピードと共に，神経難病に罹患する高齢者も増加している．神経難病は難治性の病気であるために，一度罹患するとその病をもって人生の最終段階を迎えることとなる．神経難病では摂食嚥下障害を症状として示すことも多く，病状の進行とともに人生の最終段階を迎えるころには経口摂取が困難になっていることが多い[2]（図3-11）．

4）呼吸器疾患

わが国における死亡原因の第3位に肺炎がある．65歳以上の高齢者に限定すると，死亡原因の第1位が肺炎である．高齢者の肺炎はその80％以上が誤嚥性肺炎といわれ，摂食嚥下障害が原因にあるといわれる．摂食嚥下障害が改善されないと誤嚥性肺炎を繰り返すこととなり，その結果呼吸器が障害されるために経口摂取ができなくなることも多い．嚥下は一時的にでも呼吸を止める運動であり，その呼吸を止めることができなくなると嚥下もできなくなってしまうのである．

肺炎以外でも，長年の喫煙などで起こる慢性閉塞性肺疾患（以下COPD）では，加齢に伴って呼吸障害が増悪し，脳血管障害などがなくても誤嚥が誘発され，経口摂取ができなくなってしまう例もある．呼吸器障害は重度になると回復が困難であり，そのために人生の最終段階を迎えることも多い．

5）消化器系疾患

消化器系疾患でも経口摂取が困難になることがある．肝臓の障害や胃炎などでは，

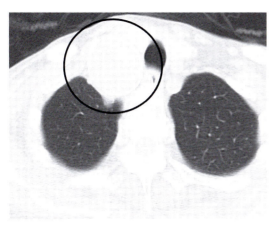

図3-12 胸部にできた動脈瘤（黒丸部分）．食道が圧迫されるため「飲み込むと喉につかえる」という症状を示す．

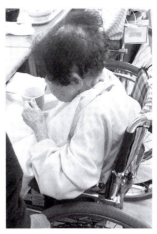

図3-13 円背の状態の患者

食欲そのものがなくなったり，高齢者ではADLの低下や食事量の減少，生理機能の低下によって，便秘気味になり食欲が低下することは一般的にみられる．消化器系疾患ではないが，胸部や腹部に発生した動脈瘤が消化管を圧迫し，食物そのものの通過が障害されて食べられなくなってしまう事例もある．また，消化器系臓器の悪性腫瘍は進行することによって様々な要因から経口摂取が困難になる（図3-12）．

6）その他

円背と呼ばれる姿勢（脊椎が湾曲し，背中が丸くなってしまう状態）は消化管を圧迫し，食欲そのものをなくしてしまうともいわれている．円背は加齢に伴って進行し，治療することが難しい状態でもある．そのため，経口摂取するための姿勢維持や食欲増進の障害となって，やがては人生の最終段階に近づく要因の1つにもなる．

褥瘡の発生なども，経口摂取の阻害因子としてみられる場合がある．褥瘡が発生した部位によって，座位保持が難しくなったり，痛みによる集中力の欠如で十分な経口摂取ができなかったり，栄養不良からさらに褥瘡の悪化を招くなど，人生の最終段階においては悪循環の連鎖がみられることもある（図3-13）．

4 人生の最終段階における摂食嚥下障害への対応

摂食嚥下障害へのリハビリテーションアプローチ方法は様々なものがあるが，大きく分別すると①訓練的アプローチ，②代償的アプローチ，③環境改善的アプローチ，④心理的アプローチにわけられる．人生の最終段階における摂食嚥下障害への対応で

は，主に②代償的アプローチと③環境改善的アプローチが行われる．

　人生の最終段階における摂食嚥下障害では，訓練の成果による回復は困難であることが多い．すでに体力や気力がなくなっていたり，訓練を行える環境が整備できなかったりという問題もつきまとう．そのために，治療的アプローチや心理的アプローチはその効果が得られないだけでなく，時間的に即効性のある代償的・環境改善的アプローチがとられるのである．

　以下に人生の最終段階において行われる代償的・環境改善的アプローチについて解説する．

1）食事形態の調整

　食事形態の調整は人生の最終段階にある患者に最もよく行われる代償方法である．主食を米飯から粥，ミキサー食，ゼリー食などにするほか，副菜も同様に常食，軟菜，ミキサー食，ゼリー食などにする．水分に対して行われるのは，「トロミづけ」と呼ばれる方法で，通常の飲料に対してトロミ調整食品を用いて粘性を付与する．

　食事形態の選択方法は，口腔機能評価に始まり摂食嚥下スクリーニング検査やミールラウンドの実施，嚥下造影検査および嚥下内視鏡検査などを行って決めることが理想であるが，これらの検査を十分できる環境にない場合，関わる職種の経験則にて決められている場合もある（図3-14）．

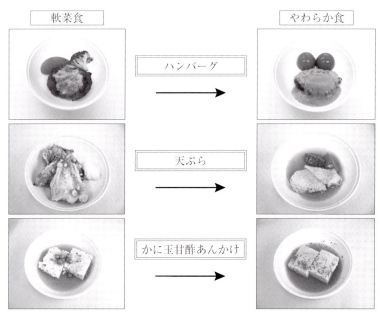

図3-14　ソフト食（摂食嚥下障害患者に用いられる食事形態）

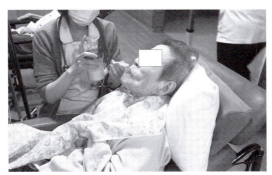

図 3-15 食事介助（安全に食べられる姿勢を検討し，特殊な機器を使用して食事をしている）

2）食事環境の調整

　食事環境の調整とは，食事をするための食器の位置を設定したり，通常の食器ではなく，患者の状態に合わせた食器・食具を使用するような調整をしたり，施設などでは患者と他の患者の距離をとって食事に集中しやすい環境をつくることをいう．人生の最終段階にある患者では，食事環境に影響され経口摂取が安定して継続できないことも多い．認知症患者では，他の患者の食べ物を盗食してしまうこともあり，患者単独の問題だけではなくなる．そのような環境調整も代償方法の一つである．

　食事をとる姿勢を調整することも，食事環境の調整に含まれる．食事をする時に使用する椅子や机の高さなどは，姿勢を保持するための重要なポイントとなる．無理な姿勢をとらせないことも重要であるが，患者の状態にあわせて，摂食嚥下しやすい姿勢を調整することもある．これらも，姿勢を調整することによって代償させているのである．

3）食事介助

　人生の最終段階にある患者では，食事の自力摂取が困難になるケースが多い．すると介助者による食事介助を行うことになるのだが，ただ食事を口に運ぶだけでは，十分な食事介助はできない．どのような方向で口への取り込みをさせるのか，嚥下反射はどのようなタイミングで起こるのか，そもそも嚥下が起こっているかどうか，どのように判定するのかなど，食事介助に関わる観察のポイントは多岐に渡っている．

　食事介助の方法を的確に選定するには，ミールラウンドが欠かせない．実際に食事している場面を見て，どのような方法を選択すると安全かつ効率的な食事介助ができるかを検討する（図 3-15）．

5 人生の最終段階における栄養摂取方法

　昔は，口から食べられなくなると死を迎えるしかなかった．しかし，医療が発達し経管栄養法が発明されたことによって，経口摂取できなくても命を長らえることができるようになった．そのため，人生の最終段階において経管栄養法が実施されることが多い．口から食べることができなくなった場合には，以下に示す経管栄養法と経口摂取を併用して栄養摂取させることもある．歯科衛生士が実際にこれらの栄養摂取方法を選択することはないが，これらが施される状況や意義について知っておくことは重要である．

1）経静脈栄養法

　表記の通り，静脈を経由して栄養摂取する方法である．簡単なものであれば，点滴が一般的である．点滴は末梢静脈路ともいわれ，腕などの静脈に針を刺してルートを確保する方法である．実際に高カロリーの栄養提供は行うことができない（静脈炎を起こすため）とされ，高カロリー輸液を行う場合は，中心静脈に針を刺して静脈路を確保する方法を用いる．これを中心静脈路という．

　中心静脈路を使用した栄養補給では，1日に必要な栄養を身体に入れることができるが，感染が起こったり，針が折れたりなどのトラブルが起こることもある．また，定期的に留置した針を交換する手間をCVポート（皮下埋め込み型ポート）やPICCと呼ばれる埋め込み型のポートを使用して栄養補給する場合もある．

2）経鼻栄養法

　経静脈栄養法と同様，経管栄養法の一つで，鼻から入れたチューブを胃まで進め，そのチューブから高カロリー栄養剤を流し込むことで栄養をとる方法である．比較的簡単に行えることから，医療現場では多く用いられているが，鼻にチューブを留置するため，患者本人が不快に感じることや，意識障害や認知症がある患者では抜去を防止するために，抑制（おもにミトンと呼ばれる手袋をする）が行われるといったデメリットがある．本来は手術などで，一時的に経口摂取ができなくなってしまった場合にとられる栄養法であるが，人生の最終段階で経口摂取できなくなってしまった患者にも行われている場合が多く，抑制を併用することで，かえって患者に苦痛を与えているともいわれる（図3-16）．

3）胃瘻栄養法

　胃壁（腹部）に直接穴をあけて，チューブを挿入し，栄養剤を注入する方法であ

●第3章 摂食嚥下障害の病態●

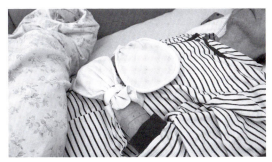

図3-16 経鼻経管栄養法を施されているため，ミトンにて手の抑制をされている患者

る．過去には，開腹手術を行わないと造設できなかったものが，内視鏡を用いることによって比較的簡便に造設が行えるようになったために，人生の最終段階で行われる例が増えたとされている．経鼻栄養のように抜去防止の抑制などを行わなくてもよいことや，胃瘻チューブの交換時期も6カ月に1回と長期に使用できるため，在宅療養患者にも応用でき，わが国には20万人以上の胃瘻栄養を受けている患者がいるといわれている．

6 おわりに

　人生の最終段階では，上述の栄養方法を施しながら最後の時を待つことが多い．このような患者に口腔衛生を中心とした口腔ケアを提供することが，歯科衛生士の役割であり，各栄養提供方法について歯科衛生士が知識をもっていることが重要である．また，このような栄養法を施され最後の時間を過ごしている患者に対し，「命のワンスプーン*」として経口摂取を提供する機会も，歯科衛生士に与えられることがある．その場合にも十分な知識をもち，安全に実行できるよう研鑽を積まなくてはならない．

（阪口英夫）

＊「命のワンスプーン」人生の最終段階にあり経口摂取の限界にある患者が，楽しむことだけでもできるよう，ゼリーなどの安全な食材をワンスプーン（一口）でも与えるように努力すること．

文　　献

1）難病情報センターホームページ：http://www.nanbyou.or.jp/entry/1360（2019年1月20日アクセス）
2）Tsuboi K, Suzuki S, Nagai M：Descriptive epidemiology of fabry disease among beneficiaries of the specified disease treatment research program in Japan, J. Epidemiology, 22（Issue 4）：370〜374, 2012.
2）金川由美子：口腔ケアの現状と問題点―在宅神経難病ケースへの関わりから―，老年歯学，18（1）：52〜57，2003.
3）植田耕一郎：Ⅰ 摂食・嚥下障害と胃瘻　9．命のワンスプーン　食べられないときこそ「心の栄養」を！　http://www.peg.or.jp/paper/article/enge_kinou/1-9.html（2019年1月20日アクセス）

4 オーラルフレイルと口腔機能低下症

1 はじめに

　口腔機能を維持することは，偏りなく栄養を摂取できることにつながり，それが健康寿命の延伸に寄与する．また，口腔機能の維持に欠かせない咬合支持の存在が，栄養摂取の適正化や栄養状態の維持，生命予後の改善に寄与することが報告されている．そこでこの項目では，オーラルフレイルと口腔機能低下症について説明する．

2 オーラルフレイル

　健康な状態からフレイル，要介護状態に至る過程（図3-17）の中で，フレイルになる前段階の状態をプレフレイルと呼ぶ．プレフレイルの状態になると口腔機能には些細な衰えが現れている段階で，狭義の意味での「オーラルフレイル」と表現する．

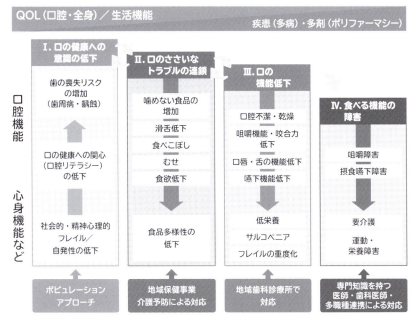

（飯島勝矢，平野浩彦，菊谷武，佐藤哲郎，他，神奈川県オーラルフレイル研究チーム作図，神奈川県歯科医師会「オーラルフレイル・ハンドブック」から引用改変）

図3-17　オーラルフレイルと口腔機能低下症の位置づけ

この状態における対策は，地域保健事業や介護予防教室などでの取り組みとなる．また，さらに進んで「フレイル」と呼ばれる状態になると，口腔の症状はより鮮明になる．この状態になると個別診断に基づく個別プランによる介入が必要となり，歯科医院での歯科医療としての対応が必要である．これが「口腔機能低下症」という概念にあてはまり，この時期より進むと要介護状態に陥り，口腔機能では摂食嚥下障害という状態になり，より専門的な関わりが必要となる．

3 口腔機能低下症とは

日本老年歯科医学会では口腔機能低下症とは「加齢だけでなく，疾患や障害など様々な要因によって，口腔の機能が複合的に低下している疾患，放置しておくと咀嚼障害，摂食嚥下障害となって全身的な健康を損なう．高齢者においては，う蝕や歯周病，義歯不適合などの口腔の要因に加えて，加齢や全身疾患によっても口腔機能が低下しやすく，また低栄養や廃用，薬剤の副作用等によっても修飾されて複雑な病態を呈することが多い．そのため，個々の高齢者の生活環境や全身状態を見据えて口腔機能を適切に管理する必要がある」と定義している．

4 口腔機能低下症の診断基準

口腔機能低下症の診断基準は 7 つの下位症状「口腔衛生状態不良」「口腔乾燥」「咬合力の低下」「舌や口唇の運動機能の低下」「舌の筋力低下」「咀嚼機能の低下」「嚥下機能の低下」のうち，3 項目以上該当する場合に診断される．

①口腔衛生状態不良の評価法 舌苔付着度 （図 3-18）

②口腔乾燥の評価法　②-1 口腔水分計による測定（図 3-19）　②-2 サクソンテストによる評価（図 3-20）

③咬合力低下の評価法　③-1 感圧フィルムによる咬合力計測（図 3-21）　③-2 残存歯数（図 3-22）

④舌・口唇運動機能低下の評価　オーラルディアドコキネシス（図 3-23）

⑤低舌圧の評価法　JMS 舌圧計（図 3-24）

⑥咀嚼機能低下の評価法　⑥-1 グミゼリーを使用しての咀嚼能率検査（図 3-25）
　　　　　　　　　　　　⑥-2 咀嚼能率スコア法（図 3-26）

⑦嚥下機能低下の評価　⑦-1 EAT-10　⑦-2 聖隷式嚥下質問紙（図 3-27）

※一般社団法人 日本老年歯科医学会 HP（http://www.gerodontology.jp/committee/file/oralfunctiondeterioration_document.pdf）より

●第3章 摂食嚥下障害の病態●

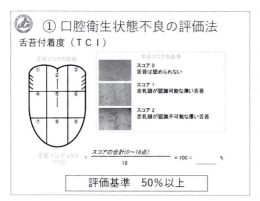

図3-18 口腔衛生状態不良の評価法

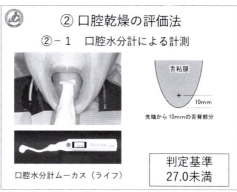

図3-19 口腔乾燥の評価法①

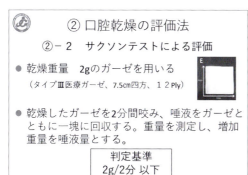

図3-20 口腔乾燥の評価法②

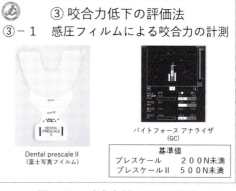

図3-21 咬合力低下の評価法①

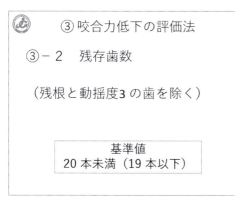

図3-22 咬合力低下の評価法②

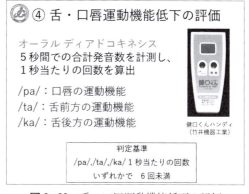

図3-23 舌・口唇運動機能低下の評価

5 口腔健康管理とは

「口腔ケア」という用語は介護・医療の現場で広く普及しているだけでなく，一般的にも使われている．歯科医師や歯科衛生士は口腔ケアの専門家として口腔ケアを実

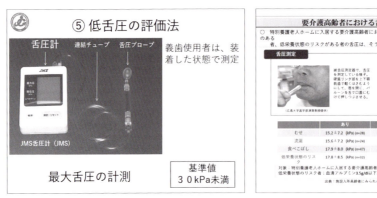
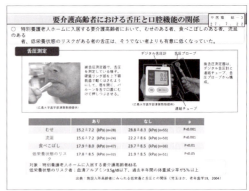

図3-24　低舌圧の評価法　JMS舌圧計

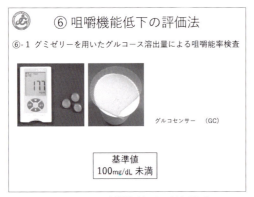
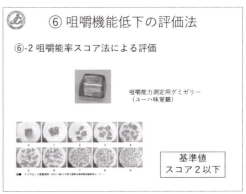

図3-25　咀嚼機能低下の評価法①　　　　図3-26　咀嚼機能低下の評価法②

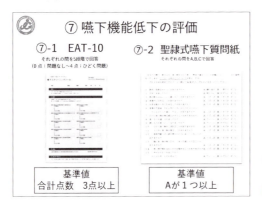

（図3-21～30まで日本老年歯科学会HPより引用 2019年1月15日アクセス）

図3-27　嚥下機能低下の評価

践・啓蒙してきたが，近年口腔機能と全身機能の関係が明らかになり，オーラルフレイルや口腔機能低下症の概念が提案され，口腔の健康から全身の健康への貢献が期待されている．このような状況をふまえて，従来の器質的口腔ケアを「口腔衛生管理」，機能的口腔ケアを「口腔機能管理」とし，包含して「口腔健康管理」とし歯科の専門性をより明確に示した．

（横山雄士）

第4章
摂食嚥下リハビリテーション

摂食嚥下障害の評価法

　摂食嚥下障害への対応は，患者のピックアップから始まる（図4-1）．まず，第3章で解説した摂食嚥下障害と思われる病態を呈する患者が発生した場合，この章で詳述するスクリーニングテストを行う．細かい部分はもちろん症例によって異なるが，おおまかな概念として把握しておくとよい．なお，患者に携わる職種はチームの形態により異なるため，以下は歯科衛生士が摂食嚥下障害患者に積極的に関わる場合を想定して説明する．

　スクリーニングテストの時点から医療的な介入が開始するわけであるが，医師・歯科医師の指示のもと，歯科衛生士はスクリーニングテストを行う．スクリーニングテストの結果に基づき，引き続き検査が必要であるかどうかを関連職種と協議し，必要であると判断された場合に検査を行う．検査時点での歯科衛生士の役割は検査の準備，補助，後片付け，さらに検査結果の理解である．検査の意味合いと結果を確実に理解し，処方された訓練を行える能力が必要となる．

1 摂食嚥下障害のスクリーニング

1）はじめに

　摂食嚥下動態は外部からの観察が困難である．特に，不顕性誤嚥[1]（図4-2）と呼ばれる状態では誤嚥しても咳反射が起こらないことから状態の特定に難渋し，肺炎になってから誤嚥していたことに気がつくなどというように対応が後手に回ることが多い．このように外部からの観察が困難な摂食嚥下障害を診断するには，嚥下造影（Videofluorography：以下VF）検査や，内視鏡（Videoendoscopy：以下VE）検査が不可欠である（図4-3）．

　これらの検査は摂食嚥下リハビリテーションの専門施設においては現在ルーチンとして行われており，それぞれの検査の危険性は低いことが多数報告されている[2,3]．しかしいずれの検査も侵襲を伴うことに変わりはなく，必要な患者に行うことが望ましい．またVFやVEに必要な設備がない施設や，検査施設にアクセスできない環境下では，これらの検査を用いずに摂食嚥下障害の評価を行わなければならない．

　よって，VFやVEが可能な環境，不可能な環境のいずれの場合においても，歯科衛生士が患者に関わる前にスクリーニングテストに対する知識と技術を身につけてお

● 第4章　摂食嚥下リハビリテーション ●

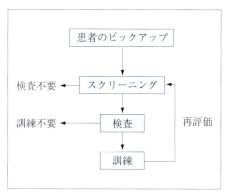

図4-1　摂食嚥下障害への対応の流れ

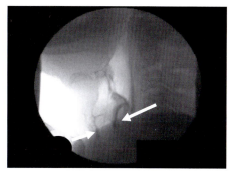

図4-2　不顕性誤嚥
誤嚥しても咳反射が起こらないタイプを不顕性誤嚥という
➡：誤嚥物

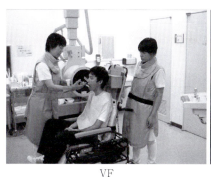
VF

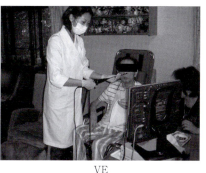
VE

図4-3　摂食嚥下障害の検査法

く必要がある．

2）各種スクリーニングテスト

（1）反復唾液嚥下テスト（RSST: Repetitive Saliva Swallowing Test）

現在，日本でもっとも行われている誤嚥有無判定のスクリーニングテストは，反復唾液嚥下テスト（以下 RSST）である[4,5]（図4-4）．図に示すように，示指で患者の舌骨を，中指で患者の甲状軟骨を触知した状態で空嚥下を指示する．空嚥下が行えた場合には，甲状軟骨が験者の中指を乗り越えるのが確認される．この状態で空嚥下を繰り返すように患者に指示し，空嚥下が 30 秒間で 3 回以上可能であれば正常と判断する．なお，随意的な空嚥下が困難な患者では，甲状軟骨が振幅の小さい上下動を繰り返すだけで，中指を乗り越えないことがある．その場合には嚥下の回数としてカウントせずに，指を完全に乗り越えたときのみ 1 回とカウントする．

77

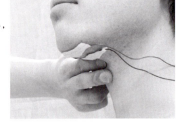

図4-4 反復唾液嚥下テスト（RSST）

　患者に行う前に，まず歯科衛生士同士でお互いにRSSTを行ってみるのが望ましい．ついで評価に慣れたら，摂食嚥下障害を模して口を大きく開いたままテストを行ってみるとよい．これは閉口が困難で舌の動きが悪い状態を模しているのであるが，普通にテストを行うよりも，空嚥下がスムーズに行えないことがわかると思う．つまり，回数を数えるのに習熟してきたら，何が原因で空嚥下が困難なのかをよく観察しながらテストすることが大切である．これにより，より多くの情報を手に入れることができる．

　RSSTを行う際には，嚥下回数が判断の基準となるために唾液の飲み込みをできるだけ多く行ってほしいという説明を必ず患者に行ってから実施する．説明が全く理解できない場合や，完全に指示に従えない場合は実施が不可能な場合もある．

　また，広範な頸部郭清術後患者では甲状軟骨を正確に触知できない場合もある．その他，嚥下機能を改善するために，喉頭挙上術などの外科的治療を受けた患者では，嚥下による喉頭挙上の回数を測定すること自体がスクリーニングとして不適切な場合がある[6]．そのような条件下では，医師，歯科医師と協議して他のスクリーニングテストを選択すべきであろう．

　重度に口腔内が乾燥している場合には，嚥下機能よりも乾燥が原因で空嚥下を行えない場合がある[6]．その場合，少量の水（1mL程度）で口腔内を湿らせてから行うとよい．乾燥した状態と潤した状態でRSSTを行い，乾燥状態の変化により嚥下回数が改善するかどうかを観察しておく．

（2）改訂水飲みテスト（MWST: Modified Water Swallowing Test）

　改訂水飲みテスト（以下MWST）は3mLの冷水を嚥下させ，嚥下運動とそのときの状態を評価する方法である[7]（図4-5）．口腔内に水を入れる際には咽頭に直接流れ込むのを防ぐために，必ず口腔底に水を入れてから嚥下を促すようにする．5点満点で評価し，5点が1番良く，1点が1番悪い．

　1点はムセなどの有無に関わらず，とにかく嚥下反射が起こらない状態である．2

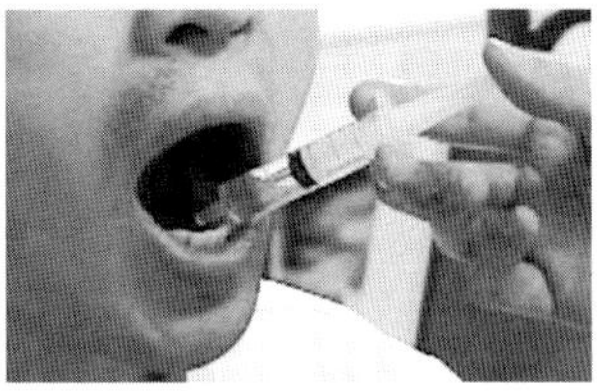

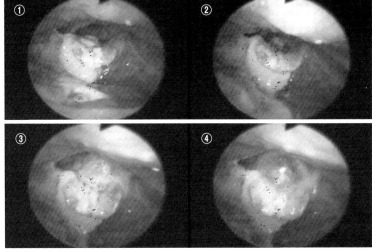

①冷水 3 mL を口腔底に注ぎ嚥下を命じる．
②嚥下後反復嚥下を 2 回行わせる．
評価基準が 4 点以上なら最大 2 回繰り返し，最も悪い場合を評点とする．
評価基準
1. 嚥下なし，むせる and / or 呼吸切迫
2. 嚥下あり，呼吸切迫
(Silent Aspiration の疑い)
3. 嚥下あり，呼吸良好，むせる and / or 湿性嗄声
4. 嚥下あり，呼吸良好，むせない
5. 4に加え，反復嚥下が 30 秒以内に 2 回可能

図 4－5　改訂水飲みテスト（MWST）

①気道内に食物が侵入し始めている
②誤嚥
③, ④ムセないために発声を促したところ，食べ物が泡立つように見え，湿性嗄声が確認された

図 4－6　湿性嗄声（VE）
不顕性誤嚥例に対して，嗄声を確認したときの VE 所見

点は，嚥下反射は起こるものの，飲み込んだ後に喘鳴，呼吸が荒くなる，息苦しさを訴えるなど不顕性誤嚥を疑わせる状態を指す．3 点は，嚥下反射は起こるが，その後にムセる，または湿性嗄声が認められる状態で，誤嚥や喉頭内侵入を疑わせる状態である．

湿性嗄声とはいわゆるガラガラ声のことである．図 4－6 に顕著な湿性嗄声が認められた場合の VE 所見を示す．図 4－6 ①から②で気道内に食べ物が侵入し，誤嚥していくのが認められるが，この症例は不顕性誤嚥のために咳反射が起こらなかった．よって，発声を促したところ，食べ物が泡立つような状態が観察され，湿性嗄声も認められた（図 4－6 ③，④）．このような湿性嗄声が認められた患者は，誤嚥が疑われ

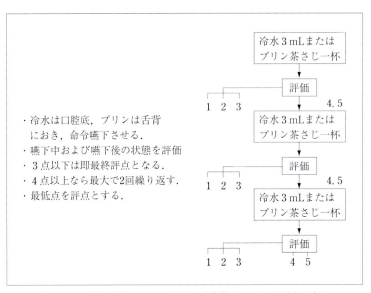

図4-7 改訂水飲みテストおよび食物テストの評価の流れ

るために3点とする．

　ムセや湿性嗄声を認めず良好に嚥下できた場合を4点とし，さらに30秒以内に追加の空嚥下を2回以上できた場合を5点とする．さらに評点が4点以上であれば，最大で2回繰り返し，最も悪い場合を評点とする（図4-7）．つまり，5点をとるには3回のテストですべて5点を達成できた場合のみであり，そのような患者はある程度の嚥下機能が保たれていることがわかる．

（3）食物テスト（FT: Food Test）

　食物テスト（以下FT）は茶さじ一杯のプリンを食べさせて評価するスクリーニング法である[7]（図4-8）．評価の方法はほぼMWSTと同様である．ただひとつ異なるのは，嚥下後に口腔内を観察し，プリンが残留しているかどうかを確認する点である．つまり，食べ物を能動的に送り込む能力に重点をおいているところが，先述のMWSTと異なる部分である．ゼリー状のものでも行えないことはないが，口腔内残留を観察するには不透明なプリンが適している．

　MWST, FTのいずれのテストも患者に行う前に，必ず歯科衛生士同士で行って練習をしておく．いずれのテストも嗄声を評価するために，必ずテストの前後に声を出させてテストの前後で変化があるか確認することに注意する．

　これらの評価に慣れてきたら，摂食嚥下障害患者を模して，舌を全く動かさないようにしてこれらのテストを行ってみるとよいだろう．もちろん舌の動きが著しく悪い患者を模しているのであるが，舌で送り込めないために上を向いて飲んでしまいたくなるのがわかると思う．このように，テストに慣れてきたら点数を評価するだけでは

①プリン茶さじ一杯（約4g）を舌背前部に置き嚥下を命じる．
②嚥下後反復嚥下を2回行わせる．評価基準が4点以上なら最大2施行繰り返し，最も悪い場合を評点とする．

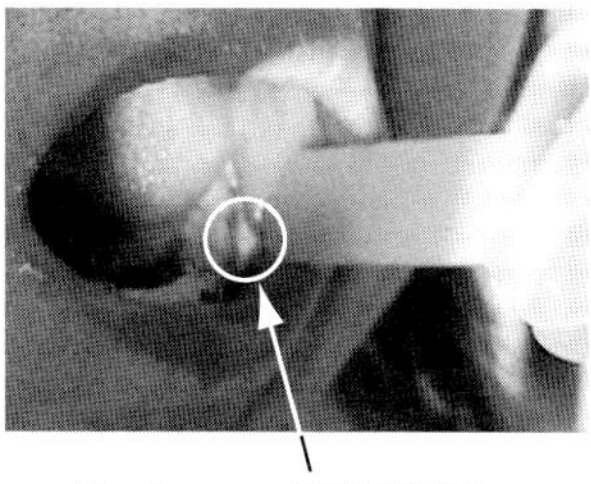

評価基準
1. 嚥下なし，むせる and / or 呼吸切迫
2. 嚥下あり，呼吸切迫（Silent Aspiration の疑い）
3. 嚥下あり，呼吸良好，むせる and / or 湿性嗄声，口腔内残留中等度
4. 嚥下あり，呼吸良好，むせない，口腔内残留ほぼなし
5. 4に加え，反復嚥下が30秒以内に2回可能

→ 口腔内残留

図4-8　食物テスト（FT）

なく，そのときの頭の動きなども併せて観察して，患者の悪い部分を探るように評価することが大切である．

また，これらのテストで用いられている評価項目は，他の食べ物を食べさせるときに評価すべき項目でもある．よって，直接訓練を行う場合には，これらの評価の仕方を身につけてから行う必要がある．

（4）咳テスト（CT: cough test）

前述したスクリーニング法は，誤嚥の有無を予測するために行うが，咳テストは，不顕性誤嚥を予測するために行う[8]．1.13％濃度のクエン酸溶液をネブライザーより噴霧して吸入してもらい，咳嗽反射の有無を確認する．30秒間で1回咳があった場合，陰性と判断する．また喘息をもつ人に行ってはならない．

CTとMWSTを組み合わせることで，不顕性誤嚥を考慮した誤嚥のスクリーニングテストが可能となる（図4-9）．仮に，MWSTが4点以上であっても，CTで陽性（咳なし）であれば，不顕性誤嚥のリスクがあるため，嚥下機能の精査を検討する必要がある．一方で，MWSTで3点以下の場合であっても，CTが陰性（咳あり）であれば，患者の全身状態の程度や吸引処置の準備を行いながら，直接訓練が可能となる場合もある．

（5）開口力テスト（JOFT: jaw-opening force test）[9]

嚥下時に舌骨上筋が収縮し，舌骨・喉頭が挙上することで，食道入口部が開大する．舌骨上筋の一部は，開口筋であることから，舌骨上筋の筋力評価の代用として，口を開ける力（開口力）を評価する．測定には，開口力計（図4-10）を装着し，バンドを可及的に強く締めて，できるだけ強く開口するように指示する．ただし，顎関節症の既往のある患者には，開口力テストは行ってはならない．男性は5.3kg，女性

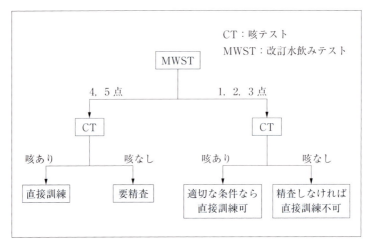

図4-9　CTとMWSTの組み合わせ

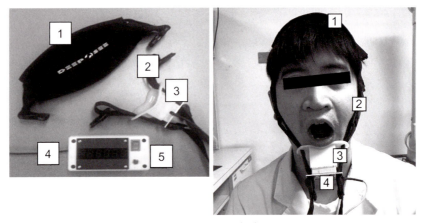

図4-10　開口力計
1：ヘッドキャップ，2：ベルト，3：チンキャップ，4：筋力計，5：モニター

は3.9kgを下回る時に咽頭残留が疑われる[9]．

　また，開口力計は，舌骨上筋の筋力強化訓練の効果を定量的に評価するツールとしても有用であり，患者への訓練に対する動機付けにも効果的である．

2　摂食嚥下障害の検査法

1）はじめに

　前述したように，摂食嚥下障害を診断するためにはVFまたはVE検査が不可欠である（図4-3）．図4-3左がVFの検査風景であり，透視下で造影剤を含んだ食べ物を食べさせて，誤嚥の有無などを観察する方法である．図4-3右のVEは往診で

● 第4章　摂食嚥下リハビリテーション ●

表4-1　検査時に必要な器材・物品

透視台*
内視鏡**・キシロカインゼリー**
検査用の椅子*・枕
ビデオデッキ・ビデオテープ・マイク
SpO₂モニター
吸引器
造影剤・模擬食品*
通常の食品**
シリンジ・コップ・スプーン・ストローなど
タオル・ティッシュペーパー・エプロン

 *VFにのみ必要
**VEにのみ必要

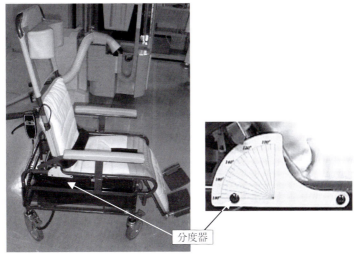

図4-11　VF検査専用の椅子
リクライニングおよび上下運動が可能であるため，検査が行いやすい

の検査風景で，これも同様に食べ物を摂取させて誤嚥の有無などを観察する．それぞれに利点と欠点があるが，VEは持ち運べるために特に往診での有用性が高い．

2）VFおよびVE検査時に必要な器材・物品

必要な器材・物品の一覧を表4-1に示す．

VF検査の場合にはもちろん透視の設備が不可欠で，その他VF専用の椅子があると検査が行いやすい（図4-11）．これは，リクライニングや上下動が可能なものであり，患者の体勢を調節するのが容易である．

その他，われわれがVF検査の時に用意している模擬食品の一覧を示す[10]（表4-2）．特別な理由がない限り，バリウムを用いてゼリー，液体，3種類のトロミを必

表4-2 含造影剤模擬食品材料と作り方

造影剤	食形態	材料	作り方
バリウム	ゼリー	バリトゲンゾル25mL, 水25mL, ゼラチン0.8g	お湯にゼラチンを溶かした後にバリトゲンゾルを混ぜ, 固まるまで冷蔵庫で冷やす
	液体	バリトゲンゾル20mL, 水20mL	材料をよく混ぜる
	薄いトロミ	バリトゲンゾル20mL, 水20mL, トロミパーフェクトi 0.2g	材料をよく混ぜる
	中等度のトロミ	バリトゲンゾル20mL, 水20mL, トロミパーフェクト0.6g	材料をよく混ぜる
	濃いトロミ	バリトゲンゾル20mL, 水20mL, トロミパーフェクト1.2g	材料をよく混ぜる
	クッキー	バリトゲンデラックス120g, 薄力粉100g, バター100g, 砂糖90g, 卵黄1個	室温に戻したクリーム状のバターと砂糖を白っぽくなるまで混ぜた後に卵黄を混ぜる. さらに薄力粉・バリウムを軽く混ぜて, 成型した生地を180℃で15分焼く.
オムニパーク	ゼリー	オムニパーク10mL, 水10mL, ゼラチン0.44g	お湯にゼラチンを溶かした後にオムニパークを混ぜ, 固まるまで冷蔵庫で冷やす.
	液体	オムニパーク10mL, 水10mL	材料をよく混ぜる
	薄いトロミ	オムニパーク10mL, 水10mL, トロミパーフェクト0.2g	材料をよく混ぜる
	濃いトロミ	オムニパーク10mL, 水10mL, トロミパーフェクト0.6g	材料をよく混ぜる

ず用意して検査に臨んでいる．なお，クッキーは使う分（通常1～2枚）だけ焼いて，あとは冷凍保存しておくと便利である．また，誤嚥の危険性が非常に高いことが事前に予想される症例には，低浸透圧性造影剤を使用している．

VE検査の場合にはもちろん内視鏡が行える設備が必要である．また，内視鏡挿入時にキシロカインゼリーを用いるため，キシロカインアレルギーの有無は必ず確認しておく．図4-12にわれわれが使用している内視鏡の機器を示す．VE検査では造影剤が入った食べ物は必要なく，普段摂食している食べ物を用意する．また，食べ物の色が透明であったり，色が薄いと観察が難しいため，不透明なものを用いるか緑色の食紅を用いて着色すると観察しやすくなる．

いずれの場合においても，体勢を整えるための枕，検査所見保存用のビデオデッキなど（DVDやHDDでも可）モニタリングのためのSpO_2モニター，誤嚥物吸引のための吸引器，食物摂取用のシリンジ，コップ，スプーン，ストローなど，食べ物をこぼした場合に使用するタオル，ティッシュペーパー，エプロンなどは必ず用意しておく．

● 第4章　摂食嚥下リハビリテーション ●

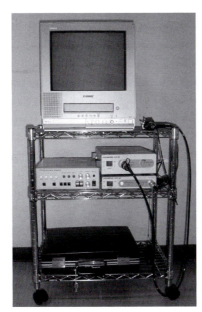

鼻咽腔ファイバースコープ：
　　　　　ENF TYPE P4（Olympus）
高輝度光源装置：CLH-SC（Olympus）
ビデオシステム：OTV-SC（Olympus）
ビデオアダプター：AP-T10E（Olympus）

ファイバーの仕様
視野角：85度
観察深度：5～50mm
先端部外径：3.4mm
軟性部外径：3.6mm
有効長：300mm
彎曲角：Up/Down 130/130度

図4-12　内視鏡検査機器

3）VF検査

(1) 目的

日本摂食嚥下リハビリテーション学会が作成した「嚥下造影の標準的手順」[11]によれば，「症状と病態の関係を明らかにし，食品・体位・摂食方法などの調節により治療に反映させることがVFの目的である」としている．

患者は大きく二つに分けられ，現在経口摂取していない場合と，何らかの症状はあるものの経口摂取している場合があげられる（図4-13）．

現在経口摂取していない場合には，食べる練習を始めることができるかを判断するのが検査の最大の目的であり，ついで食べる練習を開始するために必要な訓練を決定するのがそれに次ぐ目的となる．また，現在ムセなど何らかの症状を呈しながら経口摂取している場合には，本当に安全に経口摂取できているのかを確認し，検査下で危険な部分を調整することで，より安全な経口摂取の方法を探索するのが最大の目的となる．ついで，安全に経口摂取を続けるためにどのような訓練が必要であるかを判断するようにする．

(2) VFの見方

先述のRSSTのように実際に甲状軟骨に指を当てて，嚥下してもらいながら連続写真を見ると，嚥下動態が理解しやすい（図4-14）．食べ物が咽頭に入ってくると嚥下反射が起こり，舌骨および甲状軟骨が挙上する．これによって食道の入り口が開き，食物が送り込まれる．

85

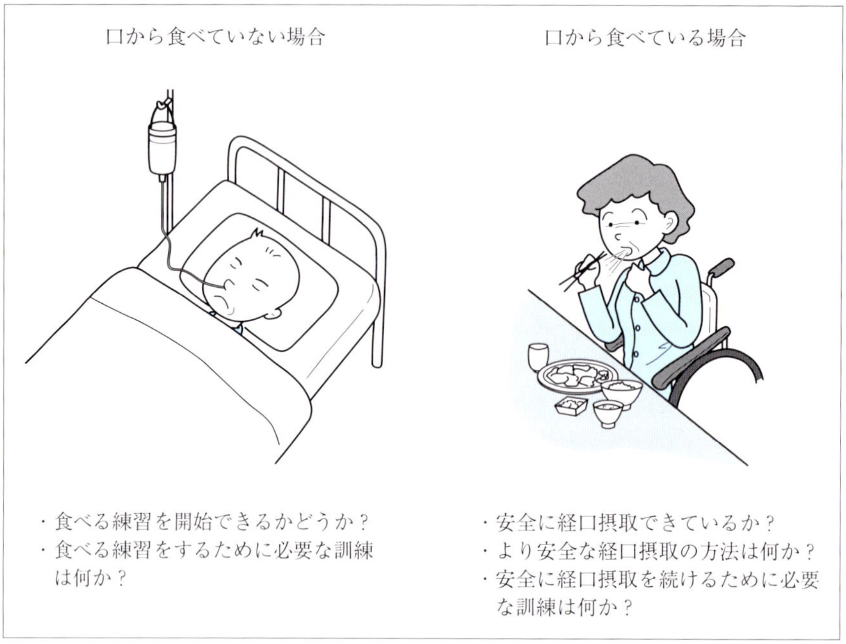

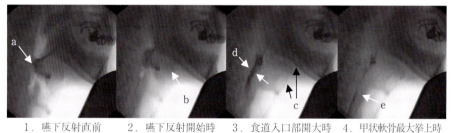

図4-13 VFおよびVE検査の目的

1. 嚥下反射直前　2. 嚥下反射開始時　3. 食道入口部開大時　4. 甲状軟骨最大挙上時

図4-14　健常者の嚥下動態
健常者の嚥下動態を示す.
a. 食物が喉頭蓋にさしかかっている
b. 舌骨が上方向にもち上がっている
c. 舌骨と甲状軟骨が前上方にもち上がっている
d. 食道の入り口が開き食物が送り込まれている
e. 食物がほぼすべて食道内に送り込まれている

　VF検査で必ず確認すべき異常所見は，咽頭残留，喉頭内侵入および誤嚥である（図4-15）．食べ物は喉頭蓋谷および梨状窩に残留しやすいので，嚥下後の状態を必ず確認する．また，喉頭内侵入と誤嚥はいずれも気道内に食物が侵入した場合を指すが，声門よりも上部まで侵入した場合を喉頭内侵入，声門下に侵入した場合を誤嚥と呼んで区別する．また，誤嚥しても咳反射が起こらない場合には，不顕性誤嚥と呼んでさらに区別する．

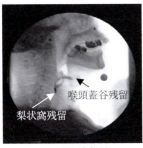
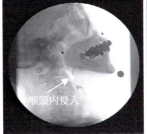
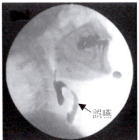

a．咽頭残留例　　　　　b．喉頭内侵入例　　　　　c．誤嚥例

図4-15　代表的な異常所見
a．喉頭蓋谷と梨状窩に食べ物が残留している
b．声門よりも上部に食べ物が侵入している
c．声門下に食べ物が侵入している．これで咳反射が起こらない場合を不顕性誤嚥と呼んでさらに区別する

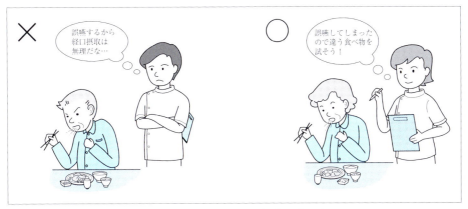

図4-16　VFおよびVE検査の進め方
検査は誤嚥したら終了するのではく，より安全な摂取方法を探索するように進めていく

（3）VF検査の方法

図4-3の左に示すように患者を検査用の椅子に座らせて，造影剤を飲み込ませる．検査室に入る場合には必ず放射線の防護服を着用する．実際に食べ物を患者に摂取させる係と，アシスタントが必要となる．歯科衛生士が同席する場合はアシスタントとして検査に携わることとなるが，検査者の指示に従って，患者の体位の調整，食べ物の受けわたし，録画操作，検査結果の記録などを行う．

なお，VF検査を行う場合には単純に誤嚥の有無を観察するだけでなく，摂食時の姿勢，食べ物，食べ方を様々に変更して，安全に摂食できるポイントを探るように検査していく（図4-16）．また，次の章に示す訓練方法についても何が適応かを判断する．歯科衛生士が訓練に携わる場合には，どのような理由で訓練が処方されたのかを必ず理解しておく．

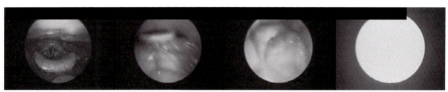

| a．安静時 | b．食塊が視野内に侵入 | c．嚥下反射直前 | d．嚥下時 |

図4-17　健常者の嚥下動態（VE）
健常者の嚥下動態を示す．
　a．安静時
　b．食塊が視野内に侵入しているが，まだ嚥下反射は起こっていない
　c．嚥下反射直前
　d．嚥下反射が起こったときはVEの視野が失われる

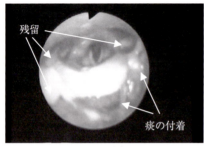

| a．咽頭残留例 | b．誤嚥例 |

図4-18　異常所見（VE）
a．嚥下後の咽頭残留のみならず，痰が付着しているものも確認される
b．声門下に食べ物が認められる（誤嚥）．声門より上部にも食べ物が認められ，このレベルまでの侵入は喉頭内侵入と呼ばれる

4）VE検査

（1）目的

VE検査の目的もVF検査と同様である．

（2）VE検査の見方

VE検査の場合もまず連続写真でおおまかな動きを覚えておく必要がある（図4-17）．食べ物がVE検査で視野の中に入ってくると嚥下反射が起こり，飲み込んでいる最中には食べ物や周囲の組織に内視鏡の先端が密着するため，視野が完全になくなる．

VE検査で確認すべき異常所見もVF検査同様に咽頭残留，喉頭内侵入および誤嚥である（図4-18）．もちろん，誤嚥したときには不顕性誤嚥であるかどうかも合わせて確認する．

（3）VE検査の方法

図4-3右に示すように患者の鼻腔から内視鏡を挿入して，実際に食べ物を飲み込ませる．歯科衛生士がアシスタントを行うべき内容もVFと同様であり，検査者の指

表 4-3　VF・VE 検査の結果の解釈

経口摂取可能
安全,確実かつ現実的な姿勢,食べ物,食べ方,一口量があると判断できる.
直接訓練可能
安全な姿勢,食べ物,食べ方,一口量があるが確実ではない.また確実であっても現実的ではない.もしくは経口摂取開始に何らかの不安材料がある.
直接訓練不可
安全な姿勢,食べ物,食べ方,一口量がない.
いずれのレベルにおいても必要に応じて間接訓練を行う

示に従って,患者の体位の調整,食べ物の受けわたし,録画操作,検査結果の記録などを行う.

なお,VE 検査も誤嚥の有無を観察するだけではなく,摂食時の姿勢,食べ物,食べ方を変更しながら嚥下させることにより,安全に摂食できるポイントを探る検査である.さらに適応となる訓練方法もここで判断するため,処方された訓練の目的を理解しておくことが大切である.

5) VF・VE 検査の結果の解釈

VF・VE 検査の結果は表 4-3[10]に示すように解釈するとわかりやすい.前述したように,摂食時の姿勢,食べ物,食べ方を様々に変更させて検査を進めた後に,総合的に方針を判断する.

まず,経口摂取可能であるレベルは,安全,確実,かつ栄養摂取に現実的な姿勢,食べ物,食べ方,および一口量があると判断された症例である.

次いで直接訓練可能,つまり経口摂取はしてもよいが,まだ練習のレベルであると判断されるのは,安全な姿勢,食べ物,食べ方および一口量はあるが時々誤嚥するなど確実性に乏しい場合がこれにあたる.また,ほんの少量ずつ食べれば確実に誤嚥しないなど,栄養摂取として考えるには現実的ではない場合や,VF や VE 検査の結果でかなり嚥下機能がよいと判断されても 1 年以上経口摂取を全くしていないなど,経口摂取を考えるうえで何らかの不安材料が存在する症例は経口摂取というよりも直接訓練が可能なレベルと判断する.

安全な姿勢,食べ物,食べ方,一口量を VF や VE 検査でみつけられなかったときには,直接訓練は不可と判断される.

なお,いずれのレベルにおいても必要な間接訓練を適用する.

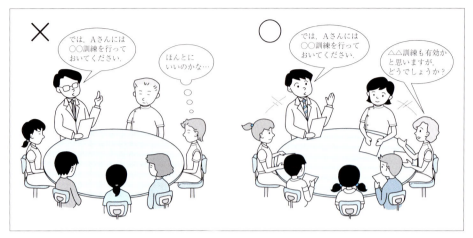

図4-19 カンファレンス
カンファレンスは参加するのが目的ではなく，互いに情報交換することにより，よりよい治療・訓練を行うことが目的である

6）カンファレンスの重要性

　検査が終了したら，医師または歯科医師の指導に基づいて，歯科衛生士は摂食嚥下訓練に携わることとなるが，ここでカンファレンスの重要性について触れておきたい．摂食嚥下障害の検査としてVFは現在もっとも優れているといわれているが，われわれの調査によれば誤嚥の有無を判断する場合は検査者間で意見が一致するものの，口腔や咽頭などの動きの評価はあまり一致しないことがわかっている[12]．

　つまり，何をどうやって食べれば安全かは，ある程度経験を積んだ検査者間での判断にばらつきは少ないといえる．しかし，どのような訓練を行うべきかという点については，検査者間での意見がばらつくということである．

　このような視点から考えても，決定された訓練方法を鵜呑みにせずに，カンファレンスに参加して積極的に意見を交換し，本当に適応となる訓練をチームで考案していくという過程が重要であるといえる（図4-19）．

（原　　豪志，戸原　　玄）

文　献

1）Ramsey D, Smithard D and Kalra L: Silent aspiration: what do we know?, Dysphagia, 20（3）：218-225, 2005.

2）Wright RE, Boyd CS and Workman A：Radiation doses to patients during pharyngeal videofluorography, Dysphagia, 13：113-115, 1998.

3）Langmore SE, Schatz K, and Olsen N：Fiberoptic endoscopic examination of swallowing safety: a new procedure, Dysphagia, 2：216-219, 1988.

4）小口和代，才藤栄一，水野雅康，他：機能的嚥下障害スクリーニングテスト「反復唾液嚥下テスト」（the Repetitive Saliva Swallowing Test: RSST）の検討（1）正常値の検討，リハ医学，37

> **一口コラム**
>
> **スクリーニングテストでどこまでわかるのか？**
>
> 　スクリーニングテストとは，迅速，安全，簡便，かつ低コストな方法を用いて患者を篩い分けるテストのことである．つまり，スクリーニングテストは診断に足るものではなく，おおまかな情報までしかつかめないものであることを理解した上で使用しなければならない．
>
> 　スクリーニングテストの精度を表す代表的な指標には，感度と特異度がある．感度は「陽性のものを正しく陽性と判断する確率」で，特異度は「陰性のものを正しく陰性と判断する確率」である．つまり，この章で述べたスクリーニングテストの感度が高ければ「誤嚥例を正しく誤嚥例と判断する確率が高い」ことになり，特異度が高いと「誤嚥がない例を正しく誤嚥がない例と判断する確率が高い」ということになる．
>
> 　RSST[4,5]は感度0.98，特異度0.66，MWST[6]は感度0.70，特異度0.88，FT[6]は感度0.72，特異度0.62と報告されている．これらの特徴をふまえて誤嚥例をみつける確率が高いのか，誤嚥がない例をみつける確率が高いのかを意識しながらテストを行うようにする．また，テストは複数行ったほうが効果的であるとの報告もある[6]．テストを実施するのに慣れてきたら，それぞれのテストにどのような意味合いがあるのかを意識しながら行うことも併せて重要である．

　　（6）：375-382，2000．
5）小口和代，才藤栄一，馬場　尊，他：機能的嚥下障害スクリーニングテスト「反復唾液嚥下テスト」(the Repetitive Saliva Swallowing Test: RSST) の検討（2）妥当性の検討，リハ医学，37（6）：383-388，2000．
6）戸原　玄，下山和弘：反復唾液嚥下テストの意義と実施上の要点，老年歯学，20（4）：373-375，2006．
7）戸原　玄，才藤栄一，馬場　尊，他：Videofluorography を用いない摂食・嚥下障害評価フローチャート，日摂食嚥下リハ会誌，6（2）：196-206，2002
8）Sato M, Tohara H, Iida T, et al.：Simplified cough test for screening silent aspiration, Arch Phys Med Rehabil, 93：1982-1986, 2012.
9）Hara K, Tohara H, Wada S, et al.：Jaw-opening force test to screen for Dysphagia：preliminary results, Arch Phys Med Rehabil, 95（5）：867-874, 2014.
10）戸原　玄：全体的な進め方，VF の具体的手順と留意点，摂食・嚥下障害のVF実践ガイド－一歩進んだ診断・評価のポイント－，南江堂，東京，2006（一部改変）．
11）日本摂食・嚥下リハビリテーション学会　医療検討委員会：嚥下造影の標準的検査法（詳細版）日本摂食・嚥下リハビリテーション学会　医療検討委員会案　作成に当たって，日摂食嚥下リハ会誌，7（1）：70-71，2003．
12）戸原　玄，千葉由美，中根綾子，他：Videofluorography の評価に関する信頼性の検証－検者内および検者間における検討－，日摂食嚥下リハ会誌，9（2）：15-23，2005．

2 摂食嚥下障害の治療と訓練

1 はじめに

　障害とは，われわれが日常なんの苦もなく営む生活機能に困難を強いられることであり，その辛苦たるや計り知れない．この日常生活動作（Activities of Daily Living：ADL）を脅かす障害の一つとして，歯科医療従事者に突きつけられたのが，摂食嚥下障害である．「食べられない」「飲み込めない」が浮上してくれば，誤嚥による肺炎や低栄養を防ぐため，経管栄養が導入される．命を救うための経管栄養は重要だが，安易にその決断が下されることも少なくない．余命5年，10年の間，一度も口から物を食べられずに生きていかなければならない現実が明らかになった時，QOLやADLへの配慮が要求される．手足に麻痺が起これば手足のリハビリが施され，喋れなくなれば言語療法が導入される．しかし，食べられなくなると比較的間断なく経管栄養という代償法が先行されることに，違和感を覚える患者や家族も増えている．

　「生きる量」が達成されたが故の「生きる質」へのこだわりに対して，口腔を専門領域とするわれわれが，「口から食べる」という本来の機能にどれだけ専門的に支援できるか，は急務の課題である．しかしながら，歯科界における系統だった教育や研修システムは未だ確立されていない．ここでは，摂食嚥下障害患者に対して，歯科衛生士がどのような視点を持ち，さらに具体的にどのようなアプローチをすべきかの詳細に触れていく．

2 摂食嚥下障害とは

　摂食嚥下障害は，脳血管疾患のような中枢神経系統が障害された場合（機能的障害）と，口腔癌術後のような口腔器官そのものが障害された場合（器質的障害）とに大別される．一般的に，摂食機能障害に該当する患者の大半は前者に属するが，歯科医療従事者にとっては，口腔領域疾患に関わる後者の割合は比較的多いと思われる．

　摂食嚥下障害を捉える際に重要になるのが，Leopold[1]が提唱した摂食嚥下の5期に基づいた診察・診断である．食物の認知レベルを推し量る先行期に障害が疑われれば，食事風景を診察する．口腔から咽頭に食物を移送する咀嚼期・口腔期に緩慢さが認められれば，義歯・補綴物の状態や，舌・軟口蓋の動きを中心に診察し，適切なリ

● 第4章 摂食嚥下リハビリテーション ●

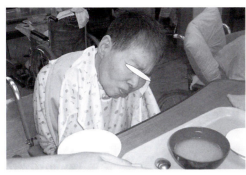

食事の拒絶がある場合の食事介助は非常に難しいが，本人の真の意向ではないことの理解が突破口につながる

図4-20 先行期障害

ハビリメニューを選択しなければならない．「誤嚥性肺炎を繰り返している」あるいは「食事中のムセが気になる」などが主訴であれば，咽頭期障害を想定した検査を行う．このように，単に摂食嚥下障害と診断されても，各段階に依存した多様なアプローチ方法があるため，正確な診断・分析能力が要求されることになる．

1）先行期（認知期）障害

われわれが，目隠しをされた状態で食物を摂取しようとすると，食物の視覚的情報がないため，嚥下に拒絶感を覚える．先行期障害はこれに似た状態であり，食物に対する認識がない場合の「失認」と，認識はあるが行動につながらない場合の「失行」とに分けられる．以下のような特徴が認められた場合，このステージを疑う．

　a．食物に対して反応しない
　b．介助者が差し出すスプーンに対して頑として口を閉ざし，食事が開始されない
　c．自分で食べようとすると，ムセるにもかかわらず次々と口に運んでしまう
　d．「感情失禁」による突然の泣きや笑いで食事が成り立たない

これらに対しては，本人の真の意向ではなく，単にわれわれが第三者的な立場で見た場合の「拒絶」や「問題行動」とは異質の物との認識が必要である．食物に対して口を閉ざしてしまう患者も，決して食物を拒絶しているわけではなく，状況把握に時間がかかるだけであったり，しようとしてもできないだけであったりする部分への理解を示すことが重要と思われる（図4-20）．

2）準備期（咀嚼期）障害

準備期は，われわれが歯科治療において最も日常的に診ているステージである．食物が正常に口腔内に運ばれても，その食物を嚥下しやすい食塊に仕立て上げなければ嚥下は困難になる．義歯不適合や歯周病，あるいは頬粘膜や舌の運動性麻痺等に起因

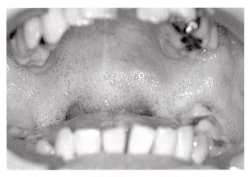

手足の麻痺と同様に喉奥にも麻痺があるため，嚥下反射が起きるべきところに唾液が付いていても飲み込まない

図4-21 口腔期障害の口腔内所見

することが多い．歯科衛生士は特に，舌や口蓋，頰粘膜の清掃状況から，これらの運動機能を読み取ることが重要である．単に汚れを取るのではなく，汚れの原因を探り，自浄作用を高めるような機能訓練の必要性を顕在化することも重要な役割である．臨床所見としては以下のような特徴があげられる．

　a．食事中，口角からの食べこぼしが目立つ（口唇の麻痺）
　b．咀嚼運動を続けているにもかかわらず，食塊が口腔内に停滞している（舌・頰粘膜の麻痺，咀嚼能の低下）
　c．口腔乾燥が目立つ（唾液腺機能低下）
　d．呂律が回らない（舌麻痺）

3）口腔期障害

　舌根部，軟口蓋，咽頭後壁などの嚥下誘発部位における感覚麻痺に起因する障害である．手足と同様にこの部位に感覚性麻痺がある場合，食物がこの部位に到達しても嚥下反射が起こらない．そのため，気管と食道の分かれ道に近い場所に食物が移送されて初めて嚥下反射が起こり，誤嚥のリスクが高まる場合がある．口腔期障害は，摂食嚥下障害患者の中でも最も多いとされており，リハビリの効果は得やすい．臨床所見を以下に示す（図4-21）．

　a．軟口蓋や咽頭後壁に，食物残渣や粘液性の唾液が張り付いている
　b．食事中にたまにムセる
　c．スプーンや器具を咽頭部に接触させても，嘔吐反射が認められない

　これらへの対応としては，原因を見定めた上での間接的訓練を適用するが，その詳細は次項に示す．

● 第4章 摂食嚥下リハビリテーション ●

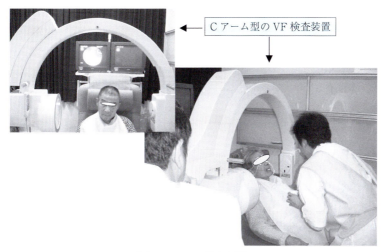

図4-22 VF検査風景
バリウムを混在した各種食材を飲んでもらい，エックス線で誤嚥の有無や誤嚥しにくい姿勢を模索していく．咽頭期障害に対する確定診断に有効である

4）咽頭期障害

　嚥下反射が開始し，不随意相になってからの障害であるため，外観からの客観的な評価は困難になる．気管と食道の分岐点にあたるところが咽頭期であり，このステージの障害は誤嚥に直結する．そのため臨床所見に加えて，嚥下造影（Videofluorography：VF）検査や嚥下内視鏡（Videoendography：VE）検査などを駆使し，確定診断を行う（図4-22）．また，搬送不可能な患者への病棟でのスクリーニングテストなども要求される．臨床症状は以下に示す．
　　a．食事時に限らず頻繁にムセる
　　b．日常的に痰がからむことによるかすれ声（嗄声）を認める
　　c．発熱を繰り返す
　　d．就寝中にムセる
　これらの所見と，実際のVF検査結果を照合した診断の下で，間接訓練と直接訓練を併用した対応を行う．誤嚥に至る危険性の高いリハビリテーションであるだけに，ある程度の経験と技術が要求される部分でもある（図4-23）．

5）食道期障害

　食塊が食道入口部を通過し，食道と胃の境界部にある下食道括約筋に到達するまでのステージが食道期である．そのため，食塊が食道入口部に到達しても食道が開かない，あるいは開いても，胃に達するまでの速度が遅いなどの障害が起こる．食道入口

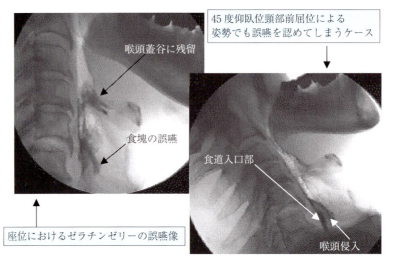

図 4-23 咽頭期・食道期障害の VF 検査像
誤嚥がある場合も誤嚥しにくい姿勢を模索し，その姿勢からリハビリを開始する

部の拘縮や，蠕動運動不全に起因する障害である．臨床症状を以下に示す（図 4-24）．

　a．食物が喉につかえる
　b．食物が鼻の方に逆流する
　c．食後にムセる
　d．逆流性誤嚥を起こすことがある

　原則として，このような診査・診断は歯科医師が行うが，歯科衛生士が細かい摂食嚥下機能の情報を得て歯科医師に伝達できればより理想的である．実際に，口腔ケアに携わっている際に見えてくるこれらの症状は少なくない．したがって，上述した臨床症状に関する知識を基に，摂食嚥下障害患者を顕在化させることが歯科衛生士の重要な役割になる．このように，摂食嚥下障害の分類をしっかりと診断した後，実際の訓練に移行する．

3 摂食嚥下障害に対する治療的アプローチ

　摂食嚥下リハビリテーション項目の分類法は多岐にわたるが，ここでは主に，間接訓練と直接訓練とに大きく分類し，さらに各障害期のリハビリメニューについて述べる．間接訓練とは，主に食物を使用しない訓練であり，摂食嚥下時に働く各口腔器官の機能回復を目的とする．直接訓練とは，主に食物を利用した訓練であり，体位や食形態などの代償的手法を駆使して，摂食嚥下関連器官の連動機能の回復を目的とす

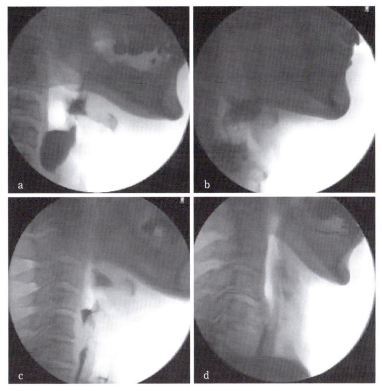

図4-24 食道期障害例
a, b：71歳, 男性, 突発性嚥下障害（食道入口部開大不全）
　　　食塊が喉頭蓋, 食道入口部に貯留し, 食道通過ができない症例. このまま摂食を続けると食塊が鼻咽腔逆流する
c, d：65歳, 男性, 喉頭癌, 嚥下障害（蠕動運動不全）
　　　食道入口部が開大し, 喉頭蓋などにおける残留も認めないが, 食道における蠕動運動が極端に緩慢な例

る．また，摂食嚥下領域に限局した局所的訓練と，全身機能向上のあかつきに摂食嚥下機能向上を図る考え方に依存する全身的訓練にも随時ふれていく．

1）間接訓練

（1）咬合訓練

主に，咀嚼期における食塊形成不良，咀嚼能低下，下顎位安定不全などが認められた場合に適用する．摂食嚥下障害により咀嚼能力が減退すると，咀嚼筋における筋力低下が起こり，使わなければ使えなくなるという「廃用症候群」が生じる．そのため，無歯顎の場合は義歯を用いたタッピング運動を，天然歯の場合は舌圧子やチューブによる咬合訓練を積極的に行う．また，咬合が安定していないと，下顎位が安定しないため，舌骨の挙上が困難となる．舌骨の挙上に伴い舌が挙上し，正常な嚥下活動

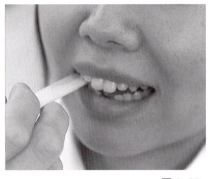 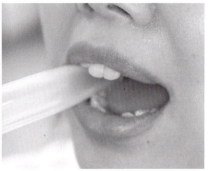

図 4-25 咬合訓練
咀嚼筋の廃用予防や，咀嚼パターンリズムを回復するために行われる．咀嚼を生み出すために義歯を作製して行う場合もある．実際には舌圧子やチューブを用いることが多い

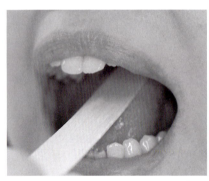 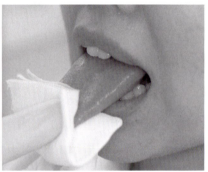

図 4-26 舌に対する筋力増強訓練およびストレッチ療法
舌筋の増強には舌圧子を使用し，ストレッチには滅菌ガーゼで舌をつかむ．いずれも10秒間ずつカウントして行うことが重要である

が起こるため，義歯の作製や，咀嚼パターンリズムの回復を目指した咬合訓練は，嚥下機能に対しても有効と考えられる（図4-25）．

（2）筋力増強訓練（舌・頰粘膜・口唇）

咀嚼期障害としての舌・頰粘膜・口唇の運動機能低下に対して，筋力増強訓練や伸展運動を行う．舌に手足と同様の運動性麻痺が存在すれば，食塊形成は困難，舌苔の堆積，口蓋の残存上皮を疑う．頰粘膜の運動性麻痺は，咬傷を引き起こし，また，貼り付いた食物を取り除くこともできないため，頰粘膜における食塊停滞を招く．口唇力の低下による口唇閉鎖不全は，食べこぼしや口腔内圧不足に伴う嚥下力低下に結びつく．

これら各器官に対して筋力増強訓練を適用し，運動機能の回復を期待する．舌に対しては，主に舌圧子を使用する．舌の上方・右方・左方から力を加え，その力に抵抗させる．各々約10秒間ずつ繰り返した後，ガーゼで舌をつかみ，前方・右側・左側の方向に約10秒間ずつ伸展させる（図4-26）．頰粘膜に対しては，リハビリ装置と

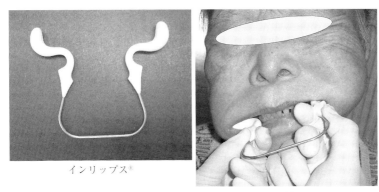

図4-27　頬粘膜に対するストレッチ訓練
リハビリテーションを規格化する目的でリハビリ用の道具を使うことは重要である

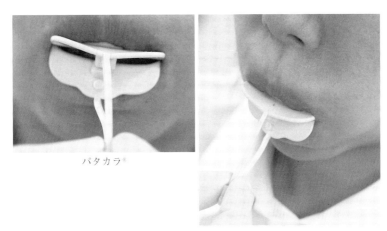

図4-28　口唇力強化訓練
リハビリ器具としてパタカラ®を用い，口唇で保持させたものを前方に引くことで口唇閉鎖力の増強を期待する

してインリップス®を使用し，頬側方向に10回，上下方向に10回のストレッチを行う（図4-27）．また，自発的訓練として，患者自身の舌で頬粘膜を内側から押す運動を左右10秒間ずつ行わせる．口唇に対しては，口唇力の強化方法として，パタカラ®を用いて口をすぼませ，手前に引く訓練を行う（図4-28）．さらに，手指を用いて上唇・下唇をつまむようにして10秒間，反対に引き伸ばすようにして10秒間のストレッチを加える（図4-29）．これらの局所訓練には，できるだけその器官にあったリハビリ器具を使用し，リハビリテーション効果を規格化することが重要である．

（3）振動刺激訓練

咀嚼期における口唇・舌・頬粘膜の感覚性麻痺に対して適用する．手足に麻痺が起こればマッサージや刺激訓練が適用されるのと同様，口腔諸器官に麻痺や障害が生じ

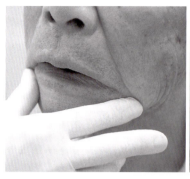
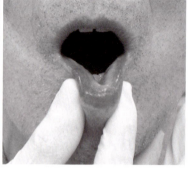

図 4-29　下口唇に対するストレッチ訓練
手指によるストレッチを 10 秒間ずつ行う．上唇に対しても同様の方法を適用する

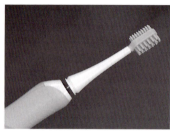

電動歯ブラシの使用

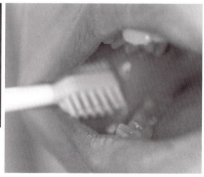

図 4-30　振動刺激訓練
刺激装置として電動歯ブラシを利用して口腔粘膜に刺激を与える．特に頬粘膜の耳下腺乳頭部に刺激をすると唾液分泌量の増加が期待できることがある．先端が口腔粘膜刺激専門のシリコーンブラシを用いる

ても刺激訓練は有効である．この場合，粘膜マッサージ専門の電動歯ブラシなどを利用し，各器官に接触させて刺激訓練を行う．口唇・舌・頬粘膜に各 10 秒間ずつ電動刺激を与える．徐々に口腔各器官の感覚応答が上昇し，意識レベルの覚醒および食物停滞や自浄作用低下の改善を期待する．また，耳下腺乳頭部を刺激することで奨液性の唾液分泌量が増加し，口渇も改善される（図 4-30）．

（4）脱感作療法

主に咀嚼期における感覚過敏に対して適用する．口腔を使用しなくなると，食事のみならず会話や表情の表出も少なくなり，廃用症候群を引き起こす．感覚過敏は，口腔ケアの際の歯ブラシや歯間ブラシ，食事の際の箸やスプーンなどに対する異常な抵抗・拒否行動に結びつく．仮に食事をしていなくても継続的脱感作療法は重要である．湿らせた手指あるいはスポンジブラシなどでゆっくりと各粘膜器官に接触させ，

第4章 摂食嚥下リハビリテーション

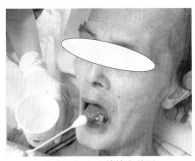
氷水に浸した綿棒を使用

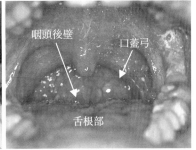
咽頭後壁　口蓋弓
舌根部
嚥下反射誘発部位

図4-31　寒冷刺激法
喉奥の嚥下反射誘発部位に感覚性麻痺がある場合に，冷刺激によるマッサージを行う．このことで嚥下反射を意図的に誘発する

緩徐的にアプローチしていく．

（5）寒冷刺激法

　主に口腔期・咽頭期障害に適用する訓練である．嚥下反射誘発部位（口蓋弓・舌根部・咽頭後壁）に麻痺が存在し，嚥下反射の惹起に時間を要する場合にこの訓練を行う．アイススティックを利用した冷圧刺激を上記誘発部位に対して与え，嚥下反射を誘発させる．間接訓練の代表格として用いられているが，継続的効果はあまり期待できず，惹起時間が短縮されるのは適用後短期間のみとされている．そのため，後述する直接訓練に先立つ訓練法として有効とされている．アイススティックのみでは，嚥下誘発するには刺激が弱すぎることがあるため，実際には氷水に浸した綿棒を用いることが多い．この場合，水分を使用するため直接訓練的様相が強くなるが，目的からすると間接訓練に分類される（図4-31）．

（6）メンデルゾーン手技

　喉頭挙上が不十分な咽頭期・食道期障害に対して適用する．喉頭と舌骨を最大挙上位に保ち，術者がその位置を保持することで，食道入口部開大時間を延長させる手技である．「ゴクンとして喉仏が一番上がったところで止めてください」などの指示が理解できる患者でないと適用が困難な場合が多い．仮に上記のような指示が通る場合でも，随意的にこの状態を維持するのは困難である．そのため，息をこらえさせた後，舌の広い面を口蓋にできるだけ強く接触させ，喉に圧力がかかるように唾液嚥下をさせる．この時点で舌の筋力増強訓練も兼ねた形になり，食塊の送り込み障害へのリハビリにもつながる．この状態をさらに患者自身に確認してもらい，保持状態の獲得を習得することから始める必要がある．また，術者の喉頭保持テクニックもやや高度であり，保持を意識しすぎると本来の喉頭の前上方運動を制限してしまうことがあるため，注意が必要である（図4-32）．

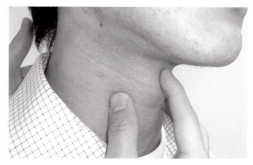

「ゴクンとして喉仏が一番上がったところで止めてください」の指示をして，喉頭と舌骨を挙上位に保つ．指示が理解できない患者には適用が難しい

図4-32　メンデルゾーン手技

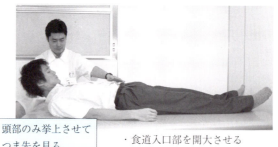

頭部のみ挙上させてつま先を見る

比較的指示が容易で，咽頭に圧力をかけるという意味でも咽頭期障害に有効なことが多い

・食道入口部を開大させる
・喉頭挙上筋群の筋力を強化する

図4-33　頭部挙上訓練法（Head rising exercise）

（7）頭部挙上訓練法

　食道入口部開大不全などの咽頭期・食道期障害に対して適用する．仰臥位をとり，頭部のみを起こしてつま先を見るように指示し，一定時間維持させる．これにより食道入口部を開大させ，喉頭挙上筋群の筋力を強化させる．指示内容が容易なため，前記のメンデルゾーン手技が困難な患者に対して適用するケースも少なくない（図4-33）．

（8）呼吸訓練

　「食事をするたびにムセる」などの咽頭期障害様の症状がある際に適用する場合がある．一般に，息を吸いながら嚥下することはできない．通常嚥下時において，われわれは無意識に，「息を吸って，止めて，飲んで，息を吐く」という呼吸リズムをとっている．評価として，吸った息を一定時間止めることができるかどうかを診査する（図4-34）．この呼吸コントロールができない場合，嚥下時において喉頭が開いた状態になるため，喉頭侵入が起こりやすくなる．このように，呼吸中枢と嚥下中枢は密接な相互関係があるが，高次脳障害患者においてはこの中枢間の協調性が低下していることがある．正しい呼吸コントロールを目的とした訓練を行うだけで症状が軽減す

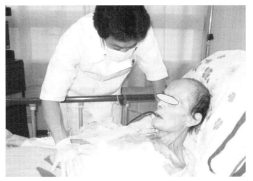

図 4-34 呼吸訓練
「吸った息を 3 秒間止めて，吐いてください」の指示を行う．「吸って→息止めて→ゴックンして→吐く」のリズムをコントロールできないと嚥下は困難である

る例は少なくない．呼吸訓練は全身的間接訓練としての様相が強く，以下のような効用が期待される．

a．正しい呼吸リズムによる正確な嚥下動作の獲得
b．喉頭閉鎖力の強化
c．腹式呼吸法に依存する腹筋力の強化
d．筋力増加による排痰動作の獲得

（9）筋電図バイオフィードバック

咀嚼運動リズム不全や，舌の送り込み運動不全を認める咀嚼期・口腔期障害に適用する．咬筋・口輪筋の表面筋電図や，舌のエコーによる画像を患者に見せながら，嚥下運動をさせる．各器官の機能的な制限が認められないにもかかわらず，指示通りの運動ができない場合，実際の動きを客観的に認識してもらうことで奏功することがある．

（10）関節可動域訓練（ROM 訓練）

肩頸部の関節可動域は，連動性を伴った嚥下運動にきわめて重要な役割を果たす．この可動域に制限があると，協調性を伴った嚥下運動が困難になるだけでなく，直接訓練時の体位に必要な代償姿勢をとる際にも悪影響を与える．手法としては，頸部のマッサージを行った後，屈曲・伸展・回旋などを約 10 秒間ずつ持続的に行う（図 4-35）．また，これらの訓練は日常的な嚥下体操にも応用できるため，患者自身の自発的訓練項目に取り入れることも可能である．

（11）頸部リラクゼーション

摂食嚥下訓練前や口腔ケアの導入時に頸部をリラックスさせ，意識覚醒や誤嚥防止

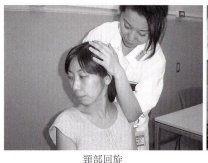
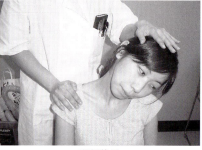

頸部回旋　　　　　　　　　　　　　　頸部伸展

図 4-35　関節可動域訓練（ROM 訓練）
頸部のマッサージを行った後，屈曲・伸展・回旋運動を 10 秒間ずつ持続的に行う．患者が自分でできる訓練項目として適用しやすい

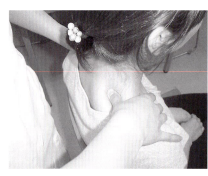
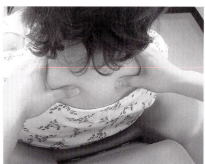

図 4-36　頸部リラクゼーション
首から下の筋肉を全く動かさずに嚥下すると違和感を覚える．嚥下時には肩頸部の筋肉を収縮させているため，ここに拘縮がある場合はリラクゼーションにて軽減させることが重要である

を目的に行う．頸部の拘縮や過緊張は，連動する嚥下関連筋群の動きを制限し，連動的嚥下応答を阻害する．また，呼吸運動に関わる筋肉でもあるため，前述した呼吸コントロール機能にも影響を与える．頸部に対し，呼気にあわせて手指で圧を加え，吸気にあわせて圧を緩める方法をとる（図 4-36）．

2）直接訓練

　間接訓練と比較して，実際に食物を使用した訓練であることから，嚥下諸器官がよりバランスよく機能する訓練が可能である．特に間接訓練との併用がより有効とされている．実際に食物を用いるため，食物の味や魅力，その場の雰囲気などによって，間接訓練が困難な患者に対しても訓練が可能なことがある．そのため，先行期障害に対する診断や改善には，直接訓練の方が適しているといえる．さらに食形態や姿勢，食事環境などに対するアプローチも重要になるため，直接訓練は，摂食場面に関わる多くのスタッフの理解と協力が必要である．しかし，誤嚥がある場合には，直接訓練

時のリスクが上がるため，VFやVEなどによる確定診断を行い，誤嚥時の代償方法を確立させてから行うことが必須である．

先行期障害に対しては，情動制御障害などによる摂取方法による障害を伴うため，摂食時のタイミングやペース指導および行動療法的手法を用いる．食物に対する興味を高め，口唇の動きや咀嚼運動を誘発させることに主眼を置く．準備期・口腔期障害に対しては，咀嚼や食塊移送を容易にするような代償手段（ペースト食・ミキサー食・シリンジの使用など）を適用する．咽頭期・食道期障害に対しては，喉頭閉鎖，食道入口部開大を目的とした体勢の工夫や，誤嚥防止を目的とした摂食指導などを行う．しかしながら，直接訓練の本来の考え方からすると，各ステージに限定した対応は不適切であり，あくまで環境も含めた統括的視野が必要不可欠となる．

（1）食形態コントロール

直接訓練を行う際に，その障害パターンに適した食形態の選択が重要になる．嚥下反射が起こるには，反射に必要な物理的刺激があるうえに安全なものでなくてはならない．味覚，触覚に加えて食塊形成に着目した物理的特性も重要となる．また，咀嚼しやすい，咽頭通過しやすい，誤嚥しにくい食物は，一概に共通しているわけではないため，状況に応じた選択が要求される．ここでは，基本的な段階食について示す．

①水分

一般に口腔内移送が早いため，喉頭侵入しやすく，口腔期や咽頭期障害の場合には第一選択にはならない．しかし，咀嚼期における食塊形成が困難な場合や舌による送り込み障害などがある場合には適しているといえる．「水分のみがむせてしまう」などの症状の場合，増粘剤などを用いて流動性を抑えることを指示する．一般に水分は誤嚥しにくいものとされていることが多く，絶食状態下で水分のみを経口摂取している場合があるが，実際には最も誤嚥しやすいことが多いので注意が必要である．

②ゼリー食

咀嚼期・口腔期・咽頭期いずれの障害にも比較的適している食材である．特に，1.6％のゼラチンゼリーは，口腔内で移送しやすい（親水性），咽頭部に残留している痰を排除しやすい（凝集性），誤嚥しても体温で水になって溶けやすい（溶解性）などの利点から，経口摂取にむけた直接訓練への導入に用いられることが多い．

③ペースト食

一般に摂食嚥下障害患者に対する開始食となることが多い．ゼリー嚥下訓練などである程度嚥下力が増強されたうえで摂取訓練を行う．ゼリー食に比較すると口腔内移送がやや困難になるが，食塊形成能を高める訓練には有効である．

④ソフト食

ペースト食同様に開始食として提供されることがあるが，咀嚼能が低下している

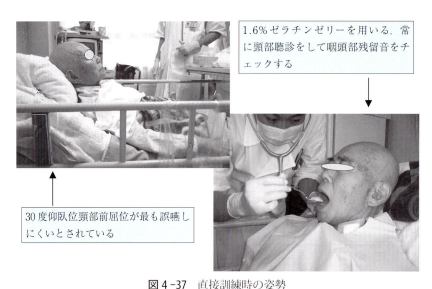

図 4-37　直接訓練時の姿勢
VF検査結果で誤嚥があっても，誤嚥しないような姿勢を見い出すことが重要である．一般に上記のような姿勢が誤嚥しにくいが，飲み込みやすい姿勢ではない

と，かえって口腔内で食塊形成するのが困難になることが多い．以前は，刻み食などをペースト食や全粥などに混在させて摂取する方法をとっていたが，現在は舌圧のみで咀嚼可能かつ，口腔内で分散されず凝集性を保ったまま食塊移送できるソフト食が導入されることが多くなった．

　⑤全粥

　全粥は，粒状の米を主体とした粘度の高い食材である．食塊形成能が安定し，ある程度嚥下力も向上してきた時期でないと選択できない．ソフト食と併用し，普通食に移行する直前に用いると効果的と思われる．

　（2）姿勢（positioning）

　摂食姿勢は，嚥下関連筋が正しく機能するための最低限の条件として重要である．正しい姿勢には，食器具を口に近づけやすい，口腔機能に障害があっても食塊を送り込みやすい，正常な嚥下運動を起こしやすい，誤嚥しにくいなどの要素が重要になる．VFなどで明らかに誤嚥が認められる場合は，誤嚥しにくい姿勢を模索する．その代償姿勢として最も一般的とされているものに，30度仰臥位頸部前屈位がある（図4-37）．体の前方に気管，後方に食道があることから，後方に体を傾斜させることにより，重力に従って物理的に食物を後方の食道に誘導する姿勢である．実際には，患者の状態に依存した様々な代償姿勢をとって直接訓練を行うことが多い．詳細は次項に示す．

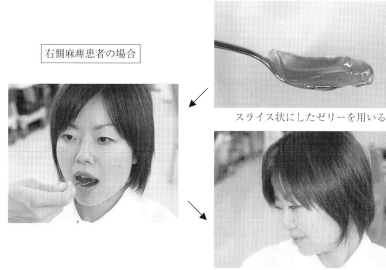

図4-38 横向き嚥下
スライス状にしたゼリーを用いて麻痺していない側の喉を開いてもらうために，麻痺側を向いて嚥下を促す方法である

（3）訓練メニュー

　直接訓練を行う目的は，単に食物を安全に経口摂取するための訓練だけにとどまらない．対象としては，代償姿勢において誤嚥を認めない中等度から重度にわたる摂食嚥下障害患者，経管栄養管理下から経口摂取へ移行しようとしている患者，経管栄養管理によって口腔機能に廃用症候群をきたしている患者があげられる．主に食物を摂取する際の姿勢，食性状，摂食方法などに主眼をおいた訓練が中心となる．ここでは，具体的な訓練メニューの詳細を項目ごとに説明する．

①横向き嚥下

　食物が咽頭を通過する梨状窩は，解剖学的に左右二手に分岐している．そのため，脳血管疾患後遺症などで片側に麻痺がある場合は，この梨状窩においても片側麻痺が認められる．頸部を麻痺側に回旋させると健側の梨状窩が開大し，食物が健側に流れやすくなる．また，ある程度改善が認められる患者に対しては，反対に頸部を健側に回旋させることで，麻痺側の梨状窩を無理やり開大させる．咽頭残留が認められる，食事中に湿性嗄声になる，食事中・食後にムセるなどの患者に対して適用する（図4-38）．

②一側嚥下

　健側の咽頭のみに食物を通過させる方法である．横向き嚥下と組み合わせて行うこ

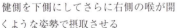

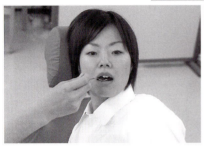 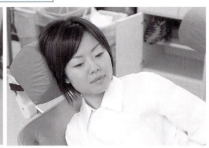

健側を下側にしてさらに右側の喉が開くような姿勢で摂取させる　　飲み込む瞬間は同様に顎を引くようなイメージをもってもらう

図4-39　一側嚥下
麻痺していない側の咽頭に食物が通りやすいように，重力を応用して健側を下側にする．横向き嚥下と顎引き嚥下を組み合わせて行うとより有効である

とが多く，重力を利用して健側に食物を誘導させた後，さらに頸部回旋することで，健側のみを通過させる手法である．対象としては，球麻痺患者や一側性咽頭麻痺の患者があげられる（図4-39）．

③顎引き嚥下

頸部を後屈させてうなずくような嚥下を指示し，喉頭蓋谷に残留した食塊排出を促す訓練である．また，嚥下する瞬間に顎を引く形になるため，嚥下時に咽頭後壁と前壁が近距離を保つことで一時的に咽頭内圧が上昇する効果も得られる．食道入口部の食物通過速度が遅い場合などに行うこともある．

④複数回嚥下

嚥下後に1回以上空嚥下をすることで，口腔・咽頭内の食物残留を減らす方法である．空嚥下ができない患者には適用できない．対象としては，食事中・食事後に咽頭残留音が著明な患者などがあげられる．喉頭蓋谷に貯留する場合は，上述の顎引き嚥下と組み合わせて行うこともある．

⑤交互嚥下

嚥下後に性状の異なる食物を摂取させることで嚥下反射を促通し，咽頭残留を減少させる方法である．2回目の嚥下反射時の効果を期待する方法であるため，確実に2回目の嚥下応答が惹起することを確認する．そのため，2回目に摂取する食物は，1回目の食物より飲み込みやすいものにする必要があり，さらに量も少量に設定することが重要である．

⑥息こらえ嚥下

嚥下と呼吸のパターンリズムを獲得させる訓練である．食事中のムセや誤嚥を認める患者に対して適用する．食物を口腔に含ませ，鼻から息を吸って，止めて，嚥下さ

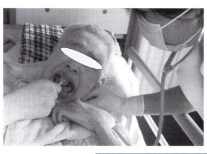
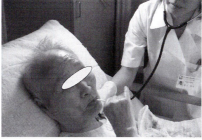

1. 舌の自発運動を誘発できる
2. 味がよく，種類も豊富
3. 柄が付いているので窒息のリスクが少ない
4. ご自身やご家族でもできる

図4-40　飴玉訓練
舌の自発運動を促すのに有効である．特に，経口摂取をしていない患者の口腔廃用予防を目的に行い，ゼリー嚥下訓練に先立つ方法として行う

せた後，息を吐いてもらう訓練を行う．呼吸訓練を摂食時に行う方法であるが，息を止めた際にしっかりと気道閉鎖が起きるため，誤嚥防止テクニックとしての様相が強い．息止めができない患者や指示が通らない患者には適用できない．

⑦ゼリースライス法

ゼリーをスライス型食塊にすることで口腔・咽頭通過を容易にする方法である．嚥下反射惹起までに時間を要する患者や，食塊形成困難・咽頭残留がある患者に対して適用する．摂食姿勢を正しい位置に設定し，スライス状にしたゼリーを舌の上の後方に乗せ，丸飲みの指示をする．常時咽頭部に痰の貯留が認められるような場合にも有効と考えられる．

⑧飴玉訓練

棒つきの飴玉を使用し，舌の自発運動を誘発させる訓練である．咀嚼期において食物の送り込み障害がある場合などに適用する．飴玉を使用することで，味覚を刺激し，さらに口腔器官に対して機械的刺激を与えることも可能であるため，経管栄養下の患者の廃用予防にも有効と考えられる（図4-40）．

直接訓練において重要なことは，リハビリテーションを行う前に，問題点と目標をしっかりと設定することである．経口摂取している患者の場合は食事レベルを上げることが目標であったり，経管栄養下の患者においては1日1口のゼリー摂取が目標であったりする．目標設定の後，達成に有効とされるリハビリメニューを選択していく．症状の改善が認められればその都度的確な評価を行い，それに伴った次の目標設定を行うことが重要である．

4 摂食嚥下障害に対する歯科的対応

1）口腔ケア

　摂食嚥下障害患者に対する口腔ケアは，器質的口腔ケアと機能的口腔ケアに大別される．前者は，口腔内の清潔を目的とした専門的口腔清掃であり，後者は，口腔に関わるすべての器官の機能に対するケアである．この観点からすると，摂食嚥下リハビリテーションも機能的口腔ケアに含まれることになる．歯科衛生士は，専門的な知識と技術をもって口腔内清掃を行った後，口腔の自浄作用を促す視点に立つ必要がある．舌苔の付着が認められれば舌運動障害を疑い，舌に対する訓練の必要性を促す．頰粘膜への食物残渣が著しければ頰粘膜の感覚異常に着目し，刺激訓練を行う．咽頭部に唾液や痰の貯留があれば，咽頭の感覚麻痺を疑う目線をもつ．このような専門的口腔ケアを行うことで，口腔清掃状態のみでなく，口腔の機能が読み取れ，さらには誤嚥性肺炎なども含めた全身的リスクにまで関与せざるを得なくなる．要介護高齢者の死因のトップは肺炎である．その肺炎を予防する最たる手段として専門的口腔ケアが掲げられている．このことから，歯科衛生士の専門技術である口腔ケアは，要介護高齢者にとっては，命を救うケアといっても過言ではない．

（1）器質的アプローチ

　器質的口腔ケアとして重要なのは，機械的清掃と化学的清掃を併用することである．前者では，歯ブラシ，歯間ブラシ，舌ブラシなどを使用し，後者では，口腔洗浄剤（洗口液）や保湿剤などを利用する．また，どの部位に汚れが付着しているのかを目でしっかりと確認することが大切である．一見容易に聞こえるが，実際ベッドサイドなどにおいては，開口障害や過敏のある要介護高齢者の口腔内を目視するのは困難なことが多い．そのため，第一義に口腔ケアへの導入としてのテクニックが要求される．また，嚥下障害患者は口腔を使う頻度が極端に少ないため，舌や口蓋に著しい上皮が堆積していることが多い．そしてこの残存上皮内に肺炎の起因菌が生息しており，その数は歯周ポケット内とは比較にならないほど多い．これらを舌ブラシやガーゼなどを使い徹底的に除去していく．この場合のケアは粘膜衛生にとどまらず，誤嚥性肺炎の予防にも直結する．

（2）機能的アプローチ

　知覚が比較的過敏な口腔内に，器具や手指などでブラッシング，マッサージ，ストレッチなどの刺激を与えることにより，口腔の機能は向上する．これは，単に筋や組織が柔軟になるだけでなく，唾液分泌の増加や嚥下機能の向上，さらには意識レベル・認知機能の向上という部分まで含まれている．また，間接訓練項目にあげた口唇・舌・頰粘膜などに対するリハビリテーションはすべて機能的アプローチとなる．

● 第4章　摂食嚥下リハビリテーション ●

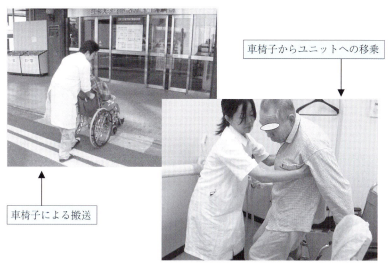

車椅子からユニットへの移乗

車椅子による搬送

図4-41　入院病棟から歯科外来への搬送
搬送中の患者さんとの会話は，問診として非常に有用な場合が多い．
移乗の際のベクトルは上方ではなく前方に向いている

（3）心理的アプローチ

　口腔内を他人に清掃してもらうということは，患者側としては決して愉快なことではない．まして口腔内に障害があり介護を受ける立場ともなれば，精神的にも不安定な状態であることが少なくない．この部分に直接的に関わる歯科衛生士は，患者のパーソナリティや環境を十分に把握した上での口腔ケアが必須である．つまり口腔を介したコミュニケーションは，お互いの信頼関係を築くことで初めて成立し，その延長線上にプロフェッショナル口腔ケアが存在する．

2）歯科治療

　病棟や施設における摂食嚥下障害患者の場合，まず搬送が可能かどうかを確認する．不可能であればベッドサイドにてできる範囲内の歯科治療を行うが，可能である場合は，ベッドから車椅子，車椅子からユニットへの移乗操作が必要となり，そのすべてに技術が存在する（図4-41）．歯科医師ならびに歯科衛生士は，搬送時に求められるこれらのテクニックを熟練しておく必要がある．摂食嚥下障害をもつ患者への歯科治療で重要なことは，第一義に安全性の確保である．例えば，上顎臼歯部の抜髄をするにも，水平位では誤嚥のリスクがあまりにも高いため，術者が逆立ちをするような姿勢で確実に処置を行う（図4-42）．また，処置中の誤嚥への対応として，水分の喀出誘導や，咽頭部からの吸引手技も必要不可欠である．長時間の座位保持も難しいため，スピードも要求される．困難であるだけに正確な治療を提供し，再治療に移行

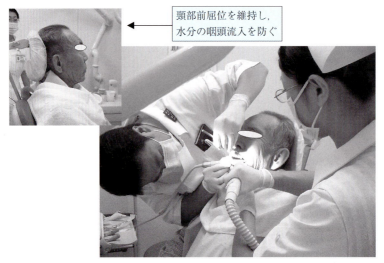

図4-42 摂食嚥下障害患者への歯科疾患治療
誤嚥というリスクと常に隣り合わせであるため,安全性を重視した迅速かつ正確な治療が要求される

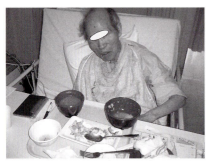
食べようとしても摂食嚥下障害のためにうまく食べられない

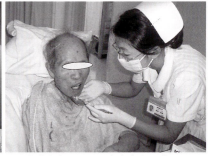
歯科衛生士による食事介助の導入

図4-43 「尊厳」としての食事に対する支援
患者さんは,口から食べられるかどうかの瀬戸際で格闘している.ここに,歯科衛生士の役割が大きく反映される

しないための最大限の努力をすべきである.これらの治療を円滑に行うには,正確かつ迅速なアシストテクニックが必要不可欠である.このように,摂食嚥下障害患者への歯科治療を行う際は,健常者に対するものとはやや異質のものであるとの捉え方が重要と思われる.

3) 尊厳に対する支援

　突然の摂食嚥下障害で,何気ない普段の食事が困難になってしまった患者がいる.話を聞いていると,実に食事に対するこだわりや嗜好が強い.しかし,そのまま経管

栄養に移行してしまえば，その意欲すら奪われ，話すこともなくなり，やがて意識まで遠のいてしまうことは容易に想像できる．臨床では，食べる機能を取り戻した患者の歓喜に触れる反面，危険と判断した患者からは食べる権利を奪い，経管栄養管理を促さなければならない辛い局面もある．医療技術の進歩により，摂食嚥下能力の低下に関わらず人は生きることが可能となった．しかし，「口から食べたい」という本能的な欲求は，正に「人としての尊厳」といっても過言ではないように思う（図4-43）．

　Feinberg[2]が，「大多数の誤嚥は咽頭期に起きるが，その原因のほとんどは咀嚼期・口腔期にある」としたことから，歯科の役割が「形態修復」から「機能回復」という部分へと移行されつつある．口腔領域を専門分野とするわれわれが，口腔清掃や形態修復治療のみにとどまっていては，真の意味での専門家とはいえなくなることは明らかである．新介護保険制度は，歯科医師や歯科衛生士のこの部分についての意識改革を促しているため，迅速な技術習得が必要とされている．　　　　　　　　（寺本浩平）

文　　献

1 ）Leopold NA：Swallowing, ingestion and dysphagia, a reappraisal, Arch Phys Med Rehabil, 64：371-373, 1983.
2 ）Feinberg MJ：Radiographic techniques and interpretation of abnormal swallowing in adult and elderly patients, Dysphagia, 8：356-358, 1993.

3 摂食嚥下障害の栄養法

はじめにエネルギーと三大栄養素について説明し，その後に摂食嚥下障害の栄養管理について述べる．

1 エネルギー

生体が外界から摂取するエネルギーは，生命機能の維持や身体活動に利用され，その多くは最終的に熱として身体から放出される．エネルギー摂取量は，食品に含まれるたんぱく質，脂質，炭水化物のそれぞれについて，エネルギー換算係数（各成分1g当たりの利用エネルギー量）を用いて算定したものの和である．

一方エネルギー消費量は，基礎代謝，食後熱産生，身体活動の3つに分類される．身体活動はさらに，運動（体力向上を目的に意図的に行うもの），日常の生活活動，自発的活動（姿勢の保持や筋トーヌスの維持等）の3つに分けられる．エネルギー収支バランスはエネルギー摂取量－エネルギー消費量として定義されている（図4-44）[1]．

1）基本的事項

エネルギーの成人における役割は，体成分の合成・分解および体温の維持や最低限の臓器の活動を維持する基礎代謝と身体活動の筋活動で消費されるATPを再合成することで，体重変化のない成人では，エネルギー摂取量とエネルギー消費量は等しい．

また，消費されないエネルギー基質は脂肪の形で主に脂肪細胞に蓄積される．骨格

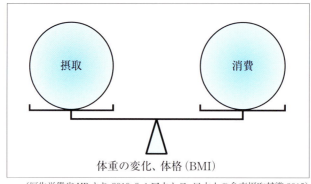

（厚生労働省HPより 2019.3.1アクセス 日本人の食事摂取基準2015）
図4-44　エネルギー収支バランスの基本概念

筋ではグリコーゲンや中性脂肪としてエネルギー基質に蓄積されるが，その量は脂肪細胞における蓄積量に比べると圧倒的に少ない．

　脂肪細胞の増殖は肥満として顕在化し，それは多くの生活習慣病の危険因子となる．一方，エネルギー消費量よりもエネルギー摂取量が低くなると，脂肪細胞における蓄積細胞の低下や，筋などの体たんぱく質量の低下となり，生体の機能や生活の質を低下させる．したがって成人では，エネルギー消費量と等量のエネルギーを摂取することが望ましい．

2）基礎代謝

（1）主な推定式

Harris-Benedict の式などで基礎代謝を計算する．

① 基礎代謝量の主な推定式（表4-4）

② 身体活動レベル別にみた活動内容と活動時間の代表例（表4-5）

③ 損傷（ストレス係数）（表4-6）

④ 活動係数（表4-7）

⑤ BMI（表4-8）

表4-4　基礎代謝量の主な推定式

名称	年齢(歳)	推定式（kcal／日）：上段が男性，下段が女性
基礎代謝基準値	—	—
国立健康・栄養研究所の式	—	$(0.0481 \times W - 0.0234 \times H - 0.0138 \times A - 0.4235) \times 1{,}000/4.186$ $(0.0481 \times W - 0.0234 \times H - 0.0138 \times A - 0.9708) \times 1{,}000/4.186$
Harris-Benedict の式	—	$66.4730 + 13.7516 \times W + 5.0033 \times H - 6.7550 \times A$ $655.0955 + 9.5634 \times W + 1.8496 \times H - 4.6756 \times A$
Schofield の式	18~29	$(0.063 \times W + 2.896) \times 1{,}000/4.186$ $(0.062 \times W + 2.036) \times 1{,}000/4.186$
	30~59	$(0.048 \times W + 3.653) \times 1{,}000/4.186$ $(0.034 \times W + 3.538) \times 1{,}000/4.186$
	60以上	$(0.049 \times W + 2.459) \times 1{,}000/4.186$ $(0.038 \times W + 2.755) \times 1{,}000/4.186$
FAO/WHO/UNU の式	18~29	$(64.4 \times W - 113.0 \times H/100 + 3{,}000)/4.186$ $(55.6 \times W - 1{,}397.4 \times H/100 + 148)/4.186$
	30~59	$(47.2 \times W - 66.9 \times H/100 + 3{,}769)/4.186$ $(36.4 \times W - 104.6 \times H/100 + 3{,}619)/4.186$
	60以上	$(36.8 \times W - 4{,}719.5 \times H/100 - 4{,}481) \times 4.186$ $(38.5 \times W - 2{,}665.2 \times H/100 - 1{,}264) \times 4.186$

略号）W：体重（kg），H：身長（cm），A：年齢（歳）

（厚生労働省 HP より 2019.3.1 アクセス　日本人の食事摂取基準 2015）

表4-5　身体活動レベル別にみた活動内容と活動時間の代表例

身体活動レベル[1]	低い（Ⅰ） 1.50（1.40〜1.60）	ふつう（Ⅱ） 1.75（1.60〜1.90）	高い（Ⅲ） 2.00（1.90〜2.20）
日常生活の内容[2]	生活の大部分が座位で，静的な活動が中心の場合	座位中心の仕事だが，職場内での移動や立位での作業・接客等，あるいは通勤，買い物・家事，軽いスポーツ等のいずれかを含む場合	移動や立位の多い仕事への従事者，あるいは，スポーツ等余暇における活発な運動習慣をもっている場合
中程度の強度（3.0〜5.9メッツ）の身体活動の1日当たりの合計時間（時間／日）[3]	1.65	2.06	2.53
仕事での1日当たりの合計歩行時間（時間／日）[3]	0.25	0.54	1.00

（厚生労働省HPより2019.3.1アクセス　日本人の食事摂取基準2015）

[1] 代表値．（　）内はおよその範囲．
[2] Black. et al., Ishikawa-Takata, et al. を参考に，身体活動レベル（PAL）に及ぼす職業の影響が大きいことを考慮して作成．
[3] Ishikawa-Takata. et al. による．

表4-6　損傷（ストレス係数）

手術	小手術	1.0
	大手術	1.2
外傷	筋肉	1.4
	頭部	1.6
	骨折	1.3
	ステロイド使用	1.6
感染	軽症	1.2
	中等症	1.5
	重症	1.85〜2.05
熱傷（体表面積）	0〜20%	1.0〜1.5
	20〜40%	1.5〜1.85
	40%〜	1.85〜2.05
褥瘡	Ⅰ	1.1
	Ⅱ	1.2
	Ⅲ	1.3
	Ⅳ	1.3

表4-7　活動係数

ベッド上安静	1.2
ベッド外活動	1.3
寝たきり	1.1
車椅子	1.2
歩行可	1.3
労働	1.4〜1.8

表4-8　BMI

18.5未満	やせ
18.5〜25.0	ふつう
25.1〜30.0	肥満度1
30.1〜35.0	肥満度2
35.1〜40.0	肥満度3
40.1〜	肥満度4

（2）評価

エネルギー摂取量の評価は，基本的には BMI（Body Mass Index）を用いる．BMI が適切な範囲（18.5 kg/㎡以上 25.0 kg/㎡未満）であれば，エネルギー摂取量はおおむね適切であると判断できる．

$$\mathrm{BMI} = \frac{体重 \mathrm{kg}}{(身長 \mathrm{m})^2}$$

正常範囲の BMI は 18.5kg/㎡以上 25.0/㎡未満と幅があるが，高齢者の場合，個人が生きてきた中において一番元気な頃の体重を指標にしても差し支えない．また標準体重（健康体重）は以下のように求める．

$$標準体重 = (身長 \mathrm{m})^2 \times 22$$

また BMI が 25.0kg/㎡以上の者については基本的にはエネルギー摂取量を減らし，身体活動の増加によって体重の減少を目指すようにする．しかし，どちらかというと，エネルギー摂取量を減らしての体重の減少よりも身体活動の増加を重視する．エネルギー摂取量の制限は，種々の栄養摂取量の低下を招く危険性があるため，エネルギー摂取量の制限のみに頼らないよう注意すべきである．BMI が 18.5kg/㎡未満の者は，身体活動を維持したままで（または増加させ）エネルギー摂取量を増やし，体重の増加を目指す．体重の増加はエネルギー必要量を増加させるため，これらの変化を観察しながらエネルギー摂取量を調節していく（表 4-9）．

2 三大栄養素

1）たんぱく質

（1）基本的事項

たんぱく質は生命を維持するために最も基本的な物質であり，組織を構築するとともに，様々な機能を果たしている．すなわち，細胞膜をつくり，細胞骨格を形成し，体の骨格筋肉，皮膚を構成している．また，酵素やホルモンとして代謝を調節し，ヘモグロビン，アルブミン，トランスフェリン，アポリポたんぱく質などは物質輸送に関与し，γ-グロブリンは抗体として生体防御に働いている．

たんぱく質を構成しているアミノ酸は，たんぱく質合成の素材であるだけでなく，神経伝達物質やビタミン，その他の生活活性物質の前駆体ともなっている．たんぱく質が欠乏すると，カシオコア（クワシオルコルとも呼ばれ足の浮腫や肝臓の肥大，毛髪が細くなる，歯の脱落などの症状が発生する）となる．たんぱく質過剰症は報告さ

表4-9　推定エネルギー必要量（kcal/日）

性　別	男　性			女　性		
身体活動レベル[1]	Ⅰ	Ⅱ	Ⅲ	Ⅰ	Ⅱ	Ⅲ
0〜5（月）	—	550	—	—	500	—
6〜8（月）	—	650	—	—	600	—
9〜11（月）	—	700	—	—	650	—
1〜2（歳）	—	950	—	—	900	—
3〜5（歳）	—	1,300	—	—	1,250	—
6〜7（歳）	1,350	1,550	1,750	1,250	1,450	1,650
8〜9（歳）	1,600	1,850	2,100	1,500	1,700	1,900
10〜11（歳）	1,950	2,250	2,500	1,850	2,100	2,350
12〜14（歳）	2,300	2,600	2,900	2,150	2,400	2,700
15〜17（歳）	2,500	2,850	3,150	2,050	2,300	2,550
18〜29（歳）	2,300	2,650	3,050	1,650	1,950	2,200
30〜49（歳）	2,300	2,650	3,050	1,750	2,000	2,300
50〜69（歳）	2,100	2,450	2,800	1,650	1,900	2,200
70以上（歳）[2]	1,850	2,200	2,500	1,500	1,750	2,000
妊婦（付加量）[3] 初期				+50	+50	+50
中期				+250	+250	+250
後期				+450	+450	+450
授乳婦（付加量）				+350	+350	+350

（厚生労働省HPより2019.3.1アクセス　日本人の食事摂取基準2015）

[1] 身体活動レベルは，低い，ふつう，高いの3つのレベルとして，それぞれⅠ，Ⅱ，Ⅲで示した．
[2] 主として70〜75歳ならびに自由な生活を営んでいる対象者に基づく報告から算定した．
[3] 妊婦個々の体格や妊娠中の体重増加量，胎児の発育状況の評価を行うことが必要である．
注1：活用にあたっては，食事摂取状況のアセスメント，体重およびBMIの把握を行い，エネルギーの過不足は，体重の変化またはBMIを用いて評価すること．
注2：身体活動レベルⅠの場合，少ないエネルギー消費量に見合った少ないエネルギー摂取量を維持することになるため，健康の保持・増進の観点からは，身体活動量を増加させる必要があること．

れていない．さらに，分解されるとその炭素骨格は，エネルギー源としても利用される．体たんぱく質は分解と合成を繰り返しており，種類によりその代謝回転は異なるが，いずれも分解されてアミノ酸となり，その一部は不可避的に尿素などに合成されて体外に失われる．したがって，成人においてもたんぱく質を食事から補給する必要がある．また成長期にはその新生組織の蓄積に必要なたんぱく質を摂取しなければならない．

（2）基本的考え方

①エネルギー摂取量の影響

エネルギー摂取量の増加により窒素出納量が改善されることは，エネルギーのたんぱく質節約作用として古くから知られている．すなわち，エネルギー不足はたんぱく質利用効率を低下させ，逆にエネルギー摂取量が増すと体たんぱく質蓄積量は増加する．

②身体活動レベルの影響

激しい運動を長時間行うとアミノ酸異化が亢進し，たんぱく質必要量が増すことが知られている．しかし，適度な運動はたんぱく質利用効率を高めるので，運動が必ずしもたんぱく質の推定平均必要量を増加させるとは限らない．なお身体活動レベルが低い場合はたんぱく質利用効率が低下し，たんぱく質摂取量を増加させる必要がある．

③個人差の影響

④血清 Alb 値（4.1〜5.1g/dL）

全身状態を総合的に判断するのに適していると思われるものが血清 Alb 値で，値が低下すれば悪化，上昇すれば回復していると判断する．血清 Alb 値が 3.5g/dL を下回る状態が長期間続くと，筋肉などのたんぱく異化が起こり，最終的に内臓たんぱくの異化が起こる．脱水で数値が上がるので，脱水には気をつける．

⑤感染，外傷，褥瘡，ストレスの影響

感染症の罹患，手術，外傷，褥瘡などの過度のストレス下で摂取量が減少するとたんぱく質代謝が異化的となり，その結果，窒素損失量は増加し，たんぱく質の必要量も大となる．ストレスはこれらよりも軽いと考えられるが，窒素出納に及ぼす軽度のストレスの定量的な影響は明らかではない（表 4-10）．

2）脂質

（1）基本的事項

脂質は細胞膜の主要な構成成分であり，エネルギー産生の主要な基質である．脂質は，脂溶性ビタミン（A，D，E，K）やカロテノイドの吸収を助ける．脂肪酸は，炭水化物あるいはたんぱく質よりも，1g あたり 2 倍以上のエネルギー価をもつことから，ヒトはエネルギー蓄積物質として優先的に脂質を蓄積すると考えられる．コレステロールは細胞膜の構成成分である．肝臓において胆汁酸に変換される．

また，性ホルモン，副腎皮質ホルモンなどのステロイドホルモン，ビタミン D の前駆体となる n-6 系脂肪酸と n-3 系脂肪酸は体内で合成できず，欠乏すると皮膚炎などを発症する（必須脂肪酸）．

（2）基本的考え方

①生活習慣病への影響

低脂質／高炭水化物食は食後血糖値および空腹時トリアシルグリセロール（中性脂肪）を増加させ，血中 HDL コレステロールを減少させる．健康な人において，このような食事をしても，動脈硬化症，肥満，糖尿病が増加することを示す報告はないが，長期間にわたって血中脂質パターンが続くと，冠動脈性心疾患のリスクが高くな

表4-10 たんぱく質の食事摂取基準（推定平均必要量，推奨量，目安量：g/日，目標量（中央値）：％エネルギー）

性別	男性				女性			
年齢等	推定平均必要量	推奨量	目安量	目標量[1]（中央値[2]）	推定平均必要量	推奨量	目安量	目標量[1]（中央値[2]）
0～5（月）*	—	—	10	—	—	—	10	—
6～8（月）*	—	—	15	—	—	—	15	—
9～11（月）*	—	—	25	—	—	—	25	—
1～2（歳）	15	20	—	13～20（16.5）	15	20	—	13～20（16.5）
3～5（歳）	20	25	—	13～20（16.5）	20	25	—	13～20（16.5）
6～7（歳）	25	35	—	13～20（16.5）	25	30	—	13～20（16.5）
8～9（歳）	35	40	—	13～20（16.5）	30	40	—	13～20（16.5）
10～11（歳）	40	50	—	13～20（16.5）	40	50	—	13～20（16.5）
12～14（歳）	50	60	—	13～20（16.5）	45	55	—	13～20（16.5）
15～17（歳）	50	65	—	13～20（16.5）	45	55	—	13～20（16.5）
18～29（歳）	50	60	—	13～20（16.5）	40	50	—	13～20（16.5）
30～49（歳）	50	60	—	13～20（16.5）	40	50	—	13～20（16.5）
50～69（歳）	50	60	—	13～20（16.5）	40	50	—	13～20（16.5）
70以上（歳）	50	60	—	13～20（16.5）	40	50	—	13～20（16.5）
妊婦（付加量）初期　　　　　　　中期　　　　　　　後期					+0　+5　+20	+0　+10　+25	—	—
授乳婦（付加量）					+15	+20	—	—

（厚生労働省HPより 2019.3.1アクセス 日本人の食事摂取基準 2015）

*乳児の目安量は，母乳栄養児の値である．
[1] 範囲については，おおむねの値を示したものである．
[2] 中央値は，範囲の中央値を示したものであり，最も望ましい値を示すものではない．

表 4-11 脂質の食事摂取基準（脂質の総エネルギーに占める割合（脂肪エネルギー比率）：%エネルギー）

性別	男性		女性	
年齢等	目安量	目標量[1]（中央値[2]）	目安量	目標量[1]（中央値[2]）
0～5（月）	50	—	50	—
6～11（月）	40	—	40	—
1～2（歳）	—	20～30（25）	—	20～30（25）
3～5（歳）	—	20～30（25）	—	20～30（25）
6～7（歳）	—	20～30（25）	—	20～30（25）
8～9（歳）	—	20～30（25）	—	20～30（25）
10～11（歳）	—	20～30（25）	—	20～30（25）
12～14（歳）	—	20～30（25）	—	20～30（25）
15～17（歳）	—	20～30（25）	—	20～30（25）
18～29（歳）	—	20～30（25）	—	20～30（25）
30～49（歳）	—	20～30（25）	—	20～30（25）
50～69（歳）	—	20～30（25）	—	20～30（25）
70以上（歳）	—	20～30（25）	—	20～30（25）
妊婦			—	—
授乳婦			—	—

（厚生労働省HPより2019.3.1アクセス 日本人の食事摂取基準2015）
[1] 範囲については，おおむねの値を示したものである．
[2] 中央値は，範囲の中央値を示したものであり，最も望ましい値を示すものではない．

る．脂質エネルギー比率は男性，女性ともエネルギーの20～30％エネルギー（中央値25％エネルギー）となっている（表4-11）．

3）炭水化物

（1）基本的事項

栄養学的な側面からの炭水化物の最も重要な役割は，エネルギー源としての機能である．易消化性炭水化物（糖質）は，約4 kcal/gのエネルギーを産生する．難消化性炭水化物は，腸内細菌の中の発酵細菌の中の発酵分解の程度によってエネルギーを産生するが，その値は一定ではなく，有効エネルギーは0～2 kcal/gと考えられている．また難消化性炭水化物の一部である食物繊維はエネルギー源としてではなく，それ以外の生理的機能による生活習慣病との関連が注目されている．

炭水化物は，脳，神経組織，赤血球，腎尿細管，精巣，酸素不足の骨格筋等，通常はぶどう糖しかエネルギー源として利用できない組織にぶどう糖を供給することである．脳は体重の2％程度の重量であるが，その個体の基礎代謝量の約20％を消費すると考えられている．1日の基礎代謝量が1,500kcalとすると，脳のエネルギー消費量は300kcalになり，ぶどう糖75gに相当する．脳以外の神経組織，赤血球，腎尿細

表 4-12　炭水化物の食事摂取基準（％エネルギー）

性　別	男　性	女　性
年齢等	目標量[1,2]（中央値[3]）	目標量[1,2]（中央値[3]）
0～5（月）	—	—
6～11（月）	—	—
1～2（歳）	50～65（57.5）	50～65（57.5）
3～5（歳）	50～65（57.5）	50～65（57.5）
6～7（歳）	50～65（57.5）	50～65（57.5）
8～9（歳）	50～65（57.5）	50～65（57.5）
10～11（歳）	50～65（57.5）	50～65（57.5）
12～14（歳）	50～65（57.5）	50～65（57.5）
15～17（歳）	50～65（57.5）	50～65（57.5）
18～29（歳）	50～65（57.5）	50～65（57.5）
30～49（歳）	50～65（57.5）	50～65（57.5）
50～69（歳）	50～65（57.5）	50～65（57.5）
70以上（歳）	50～65（57.5）	50～65（57.5）
妊　婦		—
授乳婦		—

（厚生労働省 HP より 2019.3.1 アクセス　日本人の食事摂取基準 2015）

[1] 範囲については，おおむねの値を示したものである．
[2] アルコールを含む．ただし，アルコールの摂取を勧めるものではない．
[3] 中央値は，範囲の中央値を示したものであり，最も望ましい値を示すものではない．

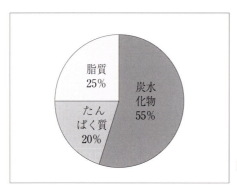

図 4-45　3 大栄養素のエネルギー比率

管，精巣などもぶどう糖をエネルギー源として利用することから，ぶどう糖の必要量は少なくとも 100g/日（～200g/日）と推定される．

　たんぱく質，脂質，炭水化物の目標量は性，年齢階級によって異なるものの，たんぱく質が 20％エネルギー未満，脂質が 20～30％エネルギーなどで炭水化物エネルギーは 50～60％エネルギーになる（表 4-12，図 4-45）．

4）絶食や少量摂取からの再栄養時についての注意

・Refeeding 症候群

　第二次世界大戦後に解放された捕虜が，食料を十分に与えられた時に心不全や神経症状を呈し，死亡したことで知られるようになった症状で，長期間絶食または少量のカロリーしか投与されていない時に，急に基礎代謝相当またはそれ以上のエネルギーを供給することで，臓器障害を起こし，死に至ることがある．経口，経管，静脈栄養のいずれでも起こる．栄養管理開始時に投与エネルギーが多く，増量が早いほど起こりやすい．開始投与のエネルギーの目安は 30kcal/kg／日未満とされるが，250kcal/日でも発症した例もある．Refeeding 症候群は発症早期の臨床症状が非特異的で認識されにくいので，再栄養時には注意を払う必要がある．

①発症の可能性を医療従事者が認識
②栄養状態のアセスメントで危険因子を把握
③栄養療法導入前から電解質の補正や高 P 含有補助食品の摂取
④水分やエネルギー量は少量から開始して漸増
⑤電解質，Zn などの微量元素，ビタミン B_1 の補充
⑥導入早期のモニタリング
⑦血清 P 値の低下の確認，迅速な対応

3 摂食嚥下と多職種協働による栄養管理（栄養ケアマネジメント）

　栄養ケアは入院時から患者個人の栄養状態を見ながら計画を立てて実施していき，実施結果を評価して次の栄養計画を立てて，PDCA を回していくことである．摂食嚥下障害の患者にも，栄養ケアを実施することは必須であり，この時，医師，歯科医師，看護師，歯科衛生士，言語聴覚士（ST），医療ソーシャルワーカー（MSW），管理栄養士などで話し合い，精神や認知症などからくる食思不振なのか，障害により嚥下ができないのか，口腔内に問題があるために食事摂取が困難なのか等を話し合う．それによって患者の栄養状態や症状にあった食事形態や，食事の分量，経管栄養剤や補助食品の使用などを相談しながら，必要エネルギー量を確保するための計画を立てていく（図 4-46）．

1）栄養スクリーニング

　患者の状態を把握するため，スクリーニングを実施する．スクリーニングで BMI，血清アルブミン値，喫食量などから低・中・高リスクを決定する．この時，BMI や血液検査に問題がなくても，喫食量が必要エネルギー量の 75％以下や，経管栄養，

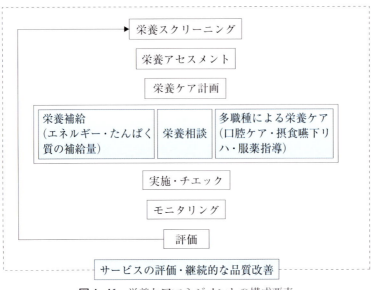

図4-46 栄養ケアマネジメントの構成要素

褥瘡がある場合は高リスクとなる．

2) 栄養アセスメント

スクリーニングでリスク分けをした後，その原因を深く探るためにアセスメントを実施する．アセスメントでその患者の意思や家族構成，ADL（日常生活動作），介護度，身体状況，摂食状況，血液検査データ，アレルギー，嗜好，服薬でワーファリンや血糖降下剤などの直接食事に影響する薬についても詳しく把握しておく．その時，精神状態等もアセスメントし，栄養補給をしていく上での最善の方法をみつけ，栄養ケアプランをたてていく（図4-47）．

3) 栄養計画

栄養ケアプランはアセスメントした中から原因や改善点をみつけ出し，最適な方法を考えることが重要で，この時口腔内や嚥下に問題がある患者には歯科医師や，歯科衛生士，STが積極的に関与する必要がある．栄養ケアでは体重アップや血液検査データから必要エネルギー量を算出し，歯の状況や嚥下状態を評価した専門スタッフの意見を聞き，食事形態および食事方法を決定する．

口腔内に問題のある患者は通常の形態ではうまく飲み込めないことがあるので，口腔状態の改善や，摂食嚥下リハビリテーションと摂食嚥下訓練食を合わせて計画を立てる．訓練食の段階や内容については管理栄養士と一緒に歯科衛生士やSTが提案し

栄養スクリーニング・アセスメント表

記入者氏名　　　　　　　　　作成年月日　　年　　月　　日

氏名	（ふりがな）	男・女	病名
	明・大・昭　年　月　日（　　才）		

スクリーニング

	現在の状況	□低リスク	□中リスク	□高リスク
身長（cm）	cm（　年　月　日）	体重（kg）		kg（　年　月　日）
BMI		□18.5～29.9	□18.5未満　□30.0以上	
体重減少率（%）	（　）か月に （　）%（増・減）	□変化なし （減少3%未満）	□1か月に3～5%未満 □3か月に3～7.5%未満 □6か月に3～10%未満	□1か月に5%以上 □3か月に7.5%以上 □6か月に10%以上
アルブミン値	（g/dL） （　年　月　日）	□3.6g/dL以上	□3.0～3.5g/dL	□3.0g/dL未満
食事摂取量		□良好 （76～100%）	□良好（75%以下） （内容：　）	
栄養補給法			□経腸栄養法 □静脈栄養法	
褥瘡			□褥瘡	

アセスメント

嗜好		療養食の指示		特記事項
禁忌		形態		
アレルギー		環境		

- □ 1 皮膚（　　　　　　　）
- □ 2 口腔内の問題（　　　　　　　）
  - □痛み　□義歯の不具合　□口臭
  - □味覚の低下　□口が渇く　□むせ
- □ 3 食欲低下
- □ 4 摂食・嚥下障害
- □ 5 嘔気・嘔吐
- □ 6 下痢（下剤の常用を含む）
- □ 7 便秘
- □ 8 浮腫
- □ 9 脱水（腋下・口唇の乾燥等）
- □ 10 感染
- □ 11 発熱
- □ 12 医薬品の種類と数，投与法，食品との相互作用

	（　年　月　日）		
血清アルブミン（g/dL）		エネルギー消費量（kcal）	
ヘモグロビン（g/dL）		必要エネルギー（kcal）	
血糖値（mg/dL）		必要たんぱく質（g）	
総コレステロール（mg/dL）		必要水分量（ml）	
クレアチニン（mg/dL）			
BUN（mg/dL）			

図4-47　栄養スクリーニング・アセスメント表

ていく．経口からの喫食量を多く望めない場合は，鼻腔，胃瘻などを利用し，経管栄養剤や静脈栄養などと併用して栄養補給を行う（表4-13)[2]．

4）栄養補給法

（1）経口栄養法，経管栄養法，栄養補助食品

　経口のみで食事（栄養）を摂取している場合は，BMIや血清アルブミン値をみても明らかに喫食量の多い人は栄養状態が良いと考えられる．しかし経口摂取すると栄養状態が必ず改善されるということではなく，経管栄養で適切な栄養量を確保しながら，体重や血清アルブミン値を維持し，摂食嚥下訓練食を併用して開始し，同時に経

表4-13　栄養ケアにおいて比較的よく参考にする検査値

主な身体計測

	標準値	理想値	許容値	考えられる疾患と留意点
BMI(kg/m^2)				年齢　　　　　　目標とするBMI 18～49　　　　　18.5～24.9 50～69　　　　　20.0～24.9 70以上　　　　　21.5～24.9 注）70歳以上は死亡率が最も低かったBMIは22.5～27.4kg/m^2
%BMI 理想体重比	100		＞93	低栄養：高リスク＜70％，中リスク70～79％，低リスク80～93％
IBW(kg)				身長(m^2)×22＋10％内を基準値内
体脂肪率(%) ＞30歳	男性：17～23 女性：25～27		≦25 ≦35	高値：皮下脂肪蓄積型，運動不足 標準体重で体脂肪率高値は隠れ肥満を推測
W／H ウエストヒップ比			男性：＜1.0 女性：＜0.9	男性：＞1.0，女性：＞0.9では内臓肥満型
TSF(mm) 上腕三頭筋皮下脂肪厚	男性：8.3 女性：15.3 （平均）			体脂肪量・貯蔵エネルギー量を推定 　　　　　　男　　　　　　女 30歳　　　　7.88±3.24　　14.72±4.02 31～40歳　　7.90±2.74　　14.62±4.15 41～50歳　　8.80±2.94　　16.91±4.46 51～60歳　　8.73±2.80　　16.89±4.25 61歳以上　　8.79±3.59　　16.25±4.31
AC(cm) 上腕周囲	男性：27.4 女性：25.8			体脂肪量・筋肉量を推定 　　　　　　男　　　　　　女 30歳　　　　27.18±2.38　　25.12±2.32 31～40歳　　27.41±2.31　　25.68±2.76 41～50歳　　27.66±2.30　　26.89±2.56 51～60歳　　27.15±2.41　　27.12±2.89 61歳以上　　27.09±2.51　　27.46±2.26

表4-13 つづき

タンパク系の検査

	標準値	理想値	許容値	考えられる疾患と留意点
TP(g/dL) 血清総タンパク	6.5〜8.2			変動が大きいのでこれだけでは不十分
Alb(g/dL) アルブミン	3.8〜5.3			低値:低栄養(タンパク質不足・マラスムス)・LC・NS・CRF・RA・急性感染症・高齢者・重症の筋萎縮
TLC 総リンパ球数	≧2,000	≧2,000	＞1,600	低値:低栄養・炎症・癌・免疫機能低下・Zn不足・VB6不足
BUN(mg/dL) 尿素窒素	8〜20			高値:腎症・タンパク過剰・異化亢進・糖尿病性アシドーシス 消化管出血・術後・発熱・CHF・脱水(BUN/Cr＞25)
Cr(mg/dL) クレアチニン	男性:0.7〜1.3 女性:0.7〜1.0			筋肉量と相関(高齢者・長期臥床者では低下)

他にTC・HDL・TG・LDL・CM・CRP・AST・ALT・γ-GTP・ALP・LDH・CK・Hb・Ht等

血圧と亜鉛

	標準値	正常値	許容値	考えられる疾患と留意点
BP(mmHg) 血圧		≦120/80 (2019年の高血圧病学では正常値となる)	＜130/85	高血圧でHt高値は脳血栓の危険
Zn(μg/dL)	59〜135			低値:長期降圧剤・SLE・RA・慢性消耗制疾患・AH・癌・NSDM・各種皮膚疾患・アルコール性肝硬変

(足立香代子:チーム医療検査値に基づいた栄養指導,232〜239,(株)チーム医療,2000)

管栄養量を減らしていき,徐々に経口摂取に移行していくことが必要である.

経管抜去のタイミングを間違うと,訓練食開始時より栄養状態が悪くなる例もあるため,経管栄養と併用しながらゆっくりと経口を慣らしていく必要がある.摂食嚥下訓練をする場合は,口から食べるということをしっかり意識させることが大切で,栄養状態が改善,安定するまでは安易に経管栄養を中止することはしない方がよい.また栄養補助食品の使用は栄養改善や体重改善には効果があるが,食欲や経口での喫食などそれぞれの意識が薄れる可能性が考えられるため,栄養補助食品の利用はあくまでも通過点での使用にし,最終的には栄養補助食品を中止することを目標とする.

(2)経口移行についての注意点

・口から食べることが可能かどうかを必ずVE(嚥下内視鏡)検査やVF(嚥下造影)検査等で検査し,多職種で判断する.

- 食べることは対象者の気持ちが左右することも多くあるので，リハビリテーションでは最終的に口から食べるように促す．
- 誤嚥の可能性が高い場合は嚥下訓練食の1回分は少量にし，高たんぱく質，高エネルギーの内容は避け，窒息の原因になりやすい口腔内で広がりやすい食品は使用しないようにする．
- 経口移行開始以前から対象者の身体状況や栄養状態，嗜好品などを把握しておき，訓練を始める際には決して嫌いなものは出さない．
- 経口からの摂取量が増えても，栄養状態や体重などが安定するまで，経管栄養剤の併用を中止しない．
- 嚥下食には温度，香り，臭い，味，色がしっかり感じられるものが好ましい．

（3）失敗症例からみた経口移行の盲点

摂食嚥下リハビリテーションを実施した結果，BMIおよび血清アルブミン値が正常範囲になったことで，経管抜去して経口の食事を提供していた．しかし経口のみで栄養補給した結果，喫食量が徐々に低下し，体重，血清アルブミン値が下がってしまった．

この患者はもともと口から食べる意識があまりなく，BMIと体重だけで意識の改善がなかったためと考えられ，経管栄養を再開し栄養状態改善を試みたが，その後家族の希望で経管抜去することはできなかった．これは経口での食事になったことで，嚥下リハビリテーションに関わっていたスタッフの関わる回数が減ったことによる見落とし事例である．嚥下訓練食を提供した患者には経口のみになっても少なくとも半年間は栄養ケアを実施し，経管抜去してからのさまざまな状態の維持を確認していかなければならなかった反省事例となった（図4-48）．

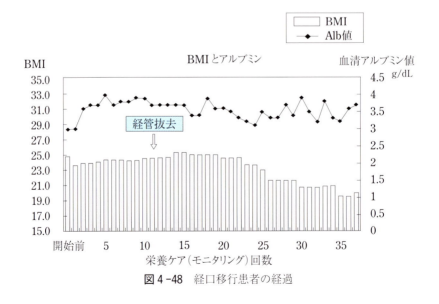

図4-48　経口移行患者の経過

● 第4章 摂食嚥下リハビリテーション

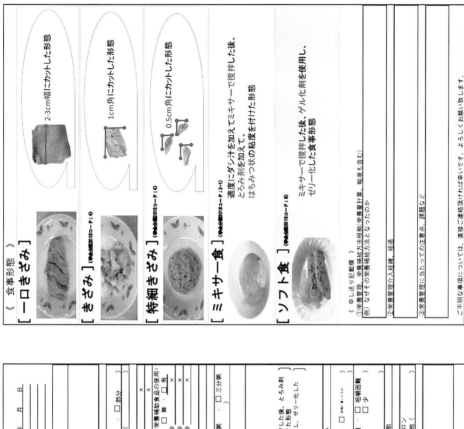

図4-49 栄養情報提供書の例（左図：表面，右図：裏面）

（宮崎純一ほか：栄養情報提供書，日本栄養士会雑誌，60(6)，327〜335，2017．）

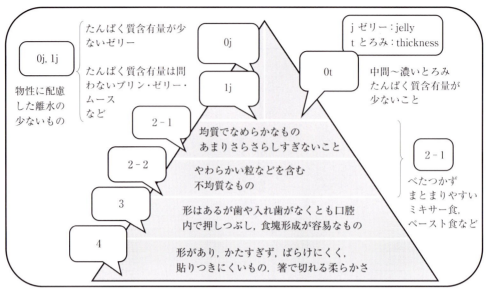

(日本摂食嚥下リハビリテーション学会:嚥下調整食分類 2013.https://www.jsdr.or.jp/doc/classification2013.html (2019.3.1 アクセス) より改変)

図 4-50　嚥下調整食分類,2013

(4) 咀嚼と栄養,身体状況

歯や義歯の不具合などにより食物が嚙めなくなることで,摂取量が減り,栄養素の摂取内容も変わる[3].

(※湯川晴美:「かむ」ことと栄養の関連,老研長期プロジェクト情報,4.東京都健康長寿医療センター研究所 1996 を参照)

(5) 退院(所)時の栄養管理の維持,継続

栄養目標や提供方法等を次の段階の施設へ栄養情報を提供し,シームレスに継続して栄養管理をしていくことが大事である.栄養情報提供書は多職種と相談して記入していく(図 4-49)[4].

(6) 嚥下訓練食

嚥下訓練食は日本摂食嚥下リハビリテーション学会で嚥下調整食分類として表記が統一された.「嚥下調整食分類 2013」より嚥下食の表記と内容を確認していただきたい(図 4-50, 51)[5].

4 おわりに

　管理栄養士・栄養士による栄養管理は，栄養＝エネルギーとは考えていない．栄養とは，食品そのもののカロリーだけを意味しているのではなく，対象者個人の全身状態や環境などを考慮しながら必要な栄養等を考えて提供していくことである．口から食べることの意義は，生命を維持するだけでなく，精神的にも意味のある行動であると考えられる．食べられない，食べたい，食べたくないなど口の中に食物を運んでいく過程にも，対象者の意思は大きく左右する．その中で口腔の問題や，食品の形態など対象者に合った方法を多職種で検討していき，食に対する最適な支援をしていくことが栄養管理である．これらの支援には歯科医師，歯科衛生士の支援は不可欠であり，これらの支援があってこそ対象者の栄養状態の改善ができるものと思っている．

（西村智子）

文　　献

1) 厚生労働省　策定：日本人の食事摂取基準―2015年度版，第一出版，東京，2015.
2) 足立香代子：チーム医療　検査値に基づいた栄養指導―生活習慣病への取り組み―232〜239，(株) チーム医療，東京，2000.
3) 東京都老人総合研究所：介護予防 地域高齢者支援の実際①低栄養対策，臨床栄養，108 (5)：497〜498，2006.
4) 宮崎純一，ほか：栄養情報提供書，日栄養士会誌，60 (6)：327〜335，2017
5) 嚥下調整食分類2013：日摂食嚥下リハ会誌，17 (3)：255〜267，2013.

コード [1-8項]		名称	形態	目的・特色	主食の例	必要な咀嚼能力 [1-10項]	他の分類との対応 [1-7項]
0	j	嚥下訓練食品 0j	均質で付着性・凝集性・かたさに配慮したゼリー 離水が少なく、スライス状にすくうことが可能なもの	重度の症例に対する評価・訓練用 少量をすくってそのまま丸呑み可能 残留した場合にも吸引が容易 たんぱく質含有量が少ない		(若干の送り込み能力)	嚥下食ピラミッドL0 えん下困難者用食品許可基準I
	t	嚥下訓練食品 0t	均質で付着性・凝集性・かたさに配慮したとろみ水 (原則的には、中間のとろみあるいは濃いとろみ*のどちらかが適している)	重度の症例に対する評価・訓練用 少量ずつ飲むことを想定 ゼリー丸呑みで誤嚥したりゼリーが口中で溶けてしまう場合 たんぱく質含有量が少ない		(若干の送り込み能力)	嚥下食ピラミッドL3の一部 (とろみ水)
1	j	嚥下調整食 1j	均質で付着性・凝集性・かたさ・離水に配慮したゼリー・プリン・ムース状のもの	口腔外で既に適切な食塊状となっている (少量をすくってそのまま丸呑み可能) 送り込む際に多少意識して口蓋に舌を押しつける必要がある 0jに比し表面のざらつきあり	おもゆゼリー、ミキサー粥のゼリー など	(若干の食塊保持と送り込み能力)	嚥下食ピラミッドL1・L2 えん下困難者用食品許可基準II UDF区分4 (ゼリー状) (UDF: ユニバーサルデザインフード)
2	1	嚥下調整食 2-1	ピューレ・ペースト・ミキサー食など、均質でなめらかで、べたつかず、まとまりやすいもの スプーンですくって食べることが可能なもの	口腔内の簡単な操作で食塊状となるもの (咽頭では残留、誤嚥をしにくいように配慮したもの)	粒がなく、付着性の低いペースト状のおもゆや粥	(下顎と舌の運動による食塊形成能力および食塊保持能力)	嚥下食ピラミッドL3 えん下困難者用食品許可基準II UDF区分4
	2	嚥下調整食 2-2	ピューレ・ペースト・ミキサー食などで、べたつかず、まとまりやすいもので不均質なものも含む スプーンですくって食べることが可能なもの	口腔内の簡単な操作で食塊状となるもの (咽頭では残留、誤嚥をしにくいように配慮したもの)	やや不均質(粒がある)でもやわらかく、離水もなく付着性も低い粥類	(下顎と舌の運動による食塊形成能力および食塊保持能力)	嚥下食ピラミッドL3 えん下困難者用食品許可基準II UDF区分4
3		嚥下調整食 3	形はあるが、押しつぶしが容易、食塊形成や移送が容易、咽頭でばらけず嚥下しやすいように配慮されたもの 多量の離水がない	舌と口蓋間で押しつぶしや送り込みの口腔操作を要しかつ誤嚥のリスク軽減に配慮がなされているもの	離水に配慮した粥 など	舌と口蓋間の押しつぶし能力以上	嚥下食ピラミッドL4 高齢者ソフト食 UDF区分3
4		嚥下調整食 4	かたさ・ばらけやすさ・貼りつきやすさなどのないもの 箸やスプーンで切れるやわらかさ	誤嚥と窒息のリスクを配慮して素材と調理方法を選んだもの 歯がなくても対応可能だが、上下の歯槽堤間で押しつぶすあるいはすりつぶすことが必要で舌と口蓋間で押しつぶすことは困難	軟飯・全粥 など	上下の歯槽堤間の押しつぶし能力以上	嚥下食ピラミッドL4 高齢者ソフト食 UDF区分2およびUDF区分1の一部

*上記0tの「中間のとろみ・濃いとろみ」については、学会分類2013(とろみ)を参照されたい。(次頁参照)

	段階1 薄いとろみ 【Ⅲ-3項】	段階2 中間のとろみ 【Ⅲ-2項】	段階3 濃いとろみ 【Ⅲ-4項】
英語表記	Mildly thick	Moderately thick	Extremely thick
性状の説明 (飲んだとき)	「drink」するという表現が適切なとろみの程度や温度によっては、とろみがあまり気にならない場合もある飲み込む際に大きな力を要しないストローで容易に吸うことができる口腔内での広がりは液体の種類・味とろみが付いていることが口に入れると口腔内に広がる液体	明らかにとろみがあることを感じ、かつ「drink」するという表現が適切なとろみの程度口腔内での動態はゆっくりですぐには広がらない舌の上でまとめやすいストローで吸うのは抵抗がある	明らかにとろみが付いていて、まとまりがよい送り込むのに力が必要スプーンで「eat」するという表現が適切なとろみの程度ストローで吸うことは困難
性状の説明 (見たとき)	スプーンを傾けるとすっと流れ落ちるフォークの歯の間から素早く流れ落ちるカップを傾け、流れ出た後には、うっすらと跡が残る程度の付着	スプーンを傾けるととろとろと流れるフォークの歯の間からゆっくりと流れ落ちるカップを傾け、流れ出た後には、全体にコーティングしたように付着	スプーンを傾けても、形状がある程度保たれ、流れにくいフォークの歯の間から流れ出ないカップを傾けても流れ出ない(ゆっくりと塊となって落ちる)
粘度(mPa・s) 【Ⅲ-5項】	50-150	150-300	300-500
LST値(mm) 【Ⅲ-6項】	36-43	32-36	30-32

(日本摂食嚥下リハビリテーション学会:嚥下調整食分類2013.https://www.jsdr.or.jp/doc/classification2013.html (2019.3.1アクセス) より改変)

図4-51 嚥下調整食分類, 2013

第5章

口腔ケア
「オーラルヘルスケア（OHC：oral health care）」

1 口腔ケアの効果と分類

1 はじめに

　わが国において，高齢者の死亡原因の上位を占めるのは肺炎であり，その多くが誤嚥性肺炎（aspiration pneumonia）であるといわれている．誤嚥性肺炎とは分泌物や飲食物，また逆流した胃内容物の誤嚥が原因で起こる肺炎のことである．

　口腔や咽頭が不衛生な場合には，唾液などの分泌物や飲食物とともに口腔や咽頭の細菌を誤嚥し，細菌感染による肺炎を引き起こすことが多い．

　全身抵抗力の低下した高齢者は誤嚥性肺炎を発病しやすい．発病すると療養生活を余儀なくされ，長期の寝たきりに伴い廃用が進行して，要介護状態に陥っていく危険性がある．したがって誤嚥の予防と口腔・咽頭細菌の除去により誤嚥性肺炎を効果的に予防することが大切である．

　一方，多くの要介護高齢者は日常生活の中で食事を一番の楽しみにしている．おいしく，楽しく，そして安全な食生活を続けるためには健康な口を維持することが大切である．口の機能が維持できなくなると，食べる楽しみを失うだけでなく低栄養や脱水を来すようになる．それは全身的な筋力や抵抗力の低下にもつながり生活全般に渡る問題となってしまう．

　これらのことから，近年，口腔衛生状態の改善や口腔機能の維持・向上を行うことの重要性が認識されるようになり，病院や老人施設といった医療，介護の世界で口腔ケアの意識が高まっている．

　従来は口腔ケアというと，「歯磨き」や「うがい」，「口腔清拭」といった衛生状態の維持，向上を目的とした「口腔清掃」の実施が中心であった．しかし，最近では口腔機能の維持・向上を目的とした「口腔機能訓練」や「摂食嚥下リハビリテーション」も口腔ケアの一環として実施されるようになってきている．今日では，口腔に関わるすべてのケアを指して「口腔ケア」と呼んでいる．

　2006年に介護保険法が改正され，超高齢社会を迎えたわが国において「介護予防」（要介護状態にさせない，もしくは要介護状態を悪化させないこと）の重要性がより強調されることとなった．介護保険制度は予防重視型へと変化していくこととなり，その柱の一つに「口腔機能の向上」＝口腔ケアと摂食嚥下リハビリテーションに関するサービスが取り入れられた．

口腔の専門的立場にある歯科衛生士が中心となって，各地でこのサービスの実施が始まっている．

2 口腔ケアに期待される効果

1）感染予防
①口腔疾患（う蝕，歯周疾患，感染性口腔粘膜疾患）の予防
②呼吸器感染症（誤嚥性肺炎やインフルエンザなど）の予防
③口腔内細菌による二次感染（細菌性心内膜炎など）の防止

2）口腔機能の維持（廃用予防）・向上
①摂食嚥下機能の維持・向上
②口腔内爽快感，口腔感覚（味覚や触覚など）の向上に伴う食欲の増進
③口腔ケアの適度な刺激による口腔過敏の脱感作や口腔異常感覚の軽減
④構音機能の改善（言語の明瞭化）

3）全身の健康の維持・向上および社会性の回復
①摂食嚥下機能の改善に伴う低栄養や脱水の改善
②食欲増進と食事摂取量の増加による体力の維持・向上
③体力の維持・向上に伴うADLの向上
④口臭の減少や言語の明瞭化，豊かな表情によるコミュニケーションの改善
⑤口腔への刺激による意識状態の改善，老化の防止
⑥口腔ケア実施に伴う移乗や移動，姿勢の維持といったADLの維持
⑦生活リズムの回復

4）口腔ケア実施による要介護者と介護者のコミュニケーション（心地良さの提供・信頼関係の構築）

＊語句説明
　ケ　　ア…英語のcareからきており，世話，看護，心配，注意などの意味がある．看護および介護を主にした意味として捉えられていることが多いようである．似た言葉にキュア（cure）があるが，これは治療を意味している．
　口腔機能…咀嚼嚥下消化「食べる」，呼吸「息をする」，発音「話す」であり，その他に顔貌の形成や感情の表現などがある．

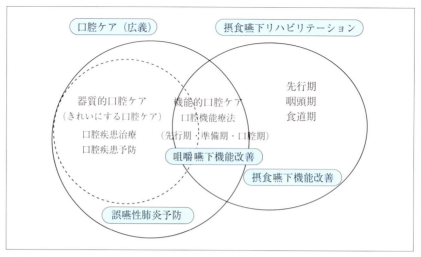

(阪口英夫：要介護高齢者における口腔ケア―アセスメントからケアプラン作成まで―, Mebio, 23(11)：144〜149, 2006)

図5-1　狭義の口腔ケアと広義の口腔ケア
狭義の口腔ケア…口腔衛生管理（器質的口腔ケア）に主眼を置いたもの
広義の口腔ケア…口腔衛生管理（器質的口腔ケア）のみならず口腔機能の向上（機能的口腔ケア）も含めた口腔に関わるすべてのケア

5）口腔ケア時の観察による口腔，全身状態の変化の早期発見

　これらによって要介護者のQOLの向上や介護者の負担の軽減につながると考えられる[1]．

3　口腔ケア（口腔健康管理）の分類

　近年，口腔ケアはその目的から以下の2つに分けて説明されることが多い（図5-1）[2]．

①器質的口腔ケア（口腔衛生管理）…口腔清掃を主とした口腔衛生状態の改善を目的としたケア

②機能的口腔ケア（口腔機能管理）…口腔機能の維持・回復を目的としたケア
　　機能的口腔ケアは摂食嚥下機能の向上にもつながり，摂食嚥下リハビリテーションと重複する部分がある．
　　「口腔ケア」は一般用語として使用されており，学術用語としてはカッコ内に記載されている「口腔健康管理」，「口腔衛生管理」，「口腔機能管理」が用いられている．

```
1. 口腔保健指導（要介護者および介護者に行う）
    1）口腔衛生確保の必要性の説明
        ①口腔疾患の予防
        ②呼吸器感染症等の予防
        ③口腔機能維持・回復の必要性
        ④口臭予防，等
    2）口腔清掃方法の指導
        ①口腔内清掃法
        ②義歯の着脱，清掃法
2. 専門的口腔清掃（術者による口腔清掃）
    1）機械的口腔清掃      ・歯ブラシを用いた口腔清掃
                          ・歯ブラシ以外の清掃用具を用いた口腔清掃
                              （スポンジブラシ，歯間ブラシ，洗浄用具等）
                          ・歯石除去
    2）化学的口腔清掃      ・口腔内の洗浄・洗口（洗口剤等使用）
    3）義歯の清掃
        ①機械的清掃       ・歯ブラシ，義歯用ブラシ，洗浄器具等
        ②化学的清掃       ・義歯洗浄剤
3. 薬物塗布
4. 口腔機能の維持・回復
    1）摂食姿勢や食事環境の指導
    2）食物形態の指導
    3）食事介助と機能回復の指導（訓練）
```

図5-2　歯科衛生士が行う専門的口腔ケアの内容[1]

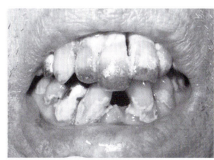
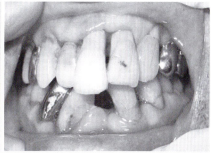

図5-3　日常的口腔ケア（セルフケア）後　　図5-4　歯科衛生士による専門的口腔ケア後

1）口腔ケアの実施者による分類

（1）実施者による分類

①日常的口腔ケア

　本人および介護者（家族，介護職など）によって日常的に行われるもの，特に本人によるものをセルフケアと呼ぶ．

②専門的口腔ケア（professional oral health care：POHC）

　口腔ケアに関する専門的知識・経験を持つ歯科衛生士，看護師，言語聴覚士

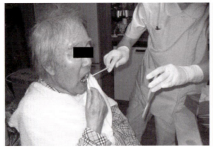 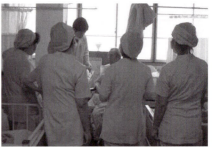

図5-5　自立者への口腔清掃指導の様子　　図5-6　病院での介護職に対する日常的口腔ケアの指導風景

などによって行われるもの．
　歯科衛生士による「専門的口腔ケア」は次のように考えられている（図5-2～4）．

> 「専門的口腔ケア」とは口腔領域における疾患の予防，機能の維持・回復，ひいては健康と生活の質の向上のため，口腔保健や歯科医学の理論・知識に基づき，歯科保健医療の専門職が行う，口腔保健指導，専門的口腔清掃，口腔機能の維持・回復のための指導（訓練），歯科口腔領域の介護援助などの技術をいう[3]．

（2）要介護者の口腔衛生，機能を維持するための実施者の協力関係
自立者の場合…口腔保健指導に基づくセルフケアが主体となる．しかし，セルフケアのみの自立者は介護者による口腔ケアを受けている要介護者と比べて口腔清掃が不十分なことが多い．介護者や歯科衛生士による定期的な確認と自立支援（効果的な清掃法の実地指導など）が大切である（図5-5）．
一部介助者…自立支援と介助が重要となる．介護者が実施してしまった方が効率的なことも多い．しかし，自立支援のためには本人ができる部分はなるべくやってもらうようにする．
全介助者の場合…加齢や疾患，認知症などにより身体や精神心理面に障害を抱えてセルフケアが困難になった者へは介護者による日常的口腔ケアの実施が必要である．また，誤嚥性肺炎予防のための専門的口腔清掃や日常的口腔ケアの指導といった定期的な専門的口腔ケアの介入も大切である（図5-6）．

※歯科衛生士は専門的口腔ケアとして専門的口腔清掃や口腔機能訓練を実施すると同時に，継続的な日常的口腔ケアの定着のために家族への指導や看護・介護職といった他職種との連携を図ることも重要である．

（3）歯科衛生士による専門的口腔ケアへの期待
　病院や施設において口腔ケアは全身の管理・介護の一つとして看護・介護職によって日々実施されている（日常的口腔ケア）．しかし，その多くでは口腔ケアに費やせ

る時間や人手は限られており，患者や要介護者各々の状態に合わせた口腔ケアの実施までは困難な状況にある．

口腔ケアの専門的知識を有する歯科衛生士が積極的に参加することで，各々に合わせた専門的口腔ケアの提供と看護・介護職の負担の軽減を実現できると期待されている．

4 口腔ケアの実施時期や対象

1）口腔ケアの実施時期
（1）急性期（発症後約1カ月まで）

医学的管理の下で肺炎と口腔器官の廃用を予防するために，口腔清掃を中心に実施して身体や意識状態の改善援助を行う．近年，誤嚥性肺炎のみならず人工呼吸器関連肺炎（ventilator associated pneumonia：VAP）の専門的口腔ケアによる予防効果が評価されており，積極的に取り組まれている．周術期の口腔ケアについては専門書を参照されたい．

（2）回復期（発症後9カ月前後まで）

状態改善により負荷量の増加が可能となった時点で，円滑な食生活を営めるように清掃のみならず機能面も支援する．

（3）維持期（発症後9カ月〜）

口腔の残存機能の維持，食生活における自立支援，介護負担の軽減を図る．本人に適した生活環境の整備を援助し，社会参加を促す．

（4）終末期

口腔ケアによる心地良さや爽快感を提供して苦痛の緩和を図る．口腔ケアを通じたコミュニケーションによる心理的支援を行う[4]．

2）口腔ケアの対象人数による分類
　①個別への対応…個々に応じた口腔清掃指導，食事指導，自助具の使用訓練など（図5-7）
　②集団への対応…口腔健康教育，食前の嚥下体操，食後の集団歯磨きなど（図5-8）

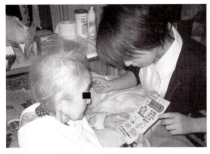 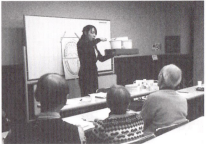

図5-7　個別への対応．リーフレットを用いた口腔清掃法の説明
図5-8　集団への対応．一般高齢者を対象にした口腔ケア講習会の様子

5 口腔ケアが実施される場所

　以下に歯科衛生士による口腔ケアが実施されている，または，望まれていると思われる場所を記す．それぞれの特徴を理解しておきたい．

①要介護者や障害児（者）の自宅
②グループホーム…認知症（痴呆）高齢者グループホームでは，軽度～中等度認知症の高齢者が5～9人の少人数で協同生活を行う．家庭的な雰囲気の中で日常生活の支援や機能訓練を受けることができる．
③有料老人ホーム…民間事業者による老人ホームでいろいろなタイプがある．要介護高齢者が多く入居している．
④サービス付き高齢者向け住宅
　民間事業者が運営するバリアフリー対応の住宅．自立から軽度の要介護高齢者が多く入居している．
⑤老人福祉施設…特別養護老人ホーム（常時介護が必要で在宅での生活が困難な者が入所できる施設）をはじめ養護老人ホーム，軽費ホーム，ケアハウスなどがある．
⑥老人保健施設…病状が安定していて入院治療の必要はないが自宅での療養が困難な者を対象にして，在宅復帰のための，リハビリを中心とした介護を受けることができる．
⑦児童福祉施設…知的障害児施設，盲聾唖児施設，肢体不自由児施設，重症心身障害児施設など
⑧障害者施設…身体，知的，精神障害者を更生援護する施設
⑨病院の各病床…急性期病床：救急病院など
　慢性期病床（療養型病床）：急性期の治療を終え，比較的長期にわたる療養を必要な者が医学的な管理のもとで機能訓練や必要な治療，介護を受けることができる．

⑩地区のセンター…口腔ケアに関する相談窓口の設置や講習会の開催を行っている．
⑪歯科診療所
⑫その他

※病院や施設では各専門職から多くの情報が集まるため，口腔ケアの重要性が認識されて積極的に実施されていることが多い．しかし，在宅要介護者の住む地域に目を向けると，いまだ口腔ケアの認識は低く，実施状況も良くない．
これからの歯科衛生士は病院や診療室の中だけでなく近隣の地域に出向いて口腔ケアの普及に努めてもらいたい．

6 歯科衛生士が訪問して口腔ケアを行う際の制度的背景

①訪問口腔衛生指導（保健事業）：老人保健法
　　対象：要介護認定を受けていない者
②歯科衛生士等居宅療養管理指導（介護給付）：介護保険法
　　対象：要介護認定を受けている者
③歯科衛生士等介護予防居宅療養管理指導（介護予防給付）：介護保険法
　　対象：要支援の認定を受けている者
④訪問衛生実地指導（保険診療）：健康保険法

※②③④についてはあらかじめ歯科医師による歯科訪問診療が必要である．歯科医師の指示に基づくものであれば，歯科衛生士が単独で訪問して必要な指導や口腔清掃などを実施することが可能である．

7 介護予防通所系・通所系サービスで口腔ケアを行う際の制度的背景

口腔機能向上加算（地域支援事業・介護給付）…介護保険法
　　対象：要支援・要介護の認定を受けている者

8 施設サービスで口腔ケアを行う際の制度的背景

口腔衛生管理体制加算（介護給付）
　歯科医師または歯科医師の指示を受けた歯科衛生士が，介護職員に対する口腔ケアに係る技術的助言および指導を月1回以上行っている場合．
　口腔衛生管理加算（介護給付）
　歯科衛生士が入所者に対して直接口腔ケアを月2回以上行った場合…介護保険法

図5-9, 10に要介護者を取り巻く職種の一覧を示す．要介護者の全身状態，生活を配慮した口腔ケアの実践を考えると他職種との連携は欠かすことができない．

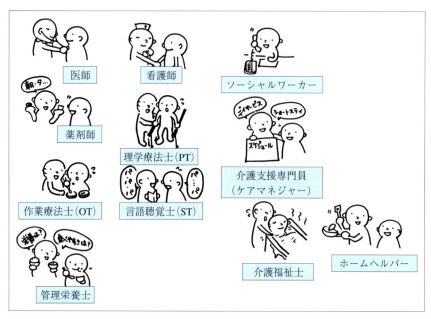

図5-9　各職種のイメージ

● 第5章 口腔ケア ●

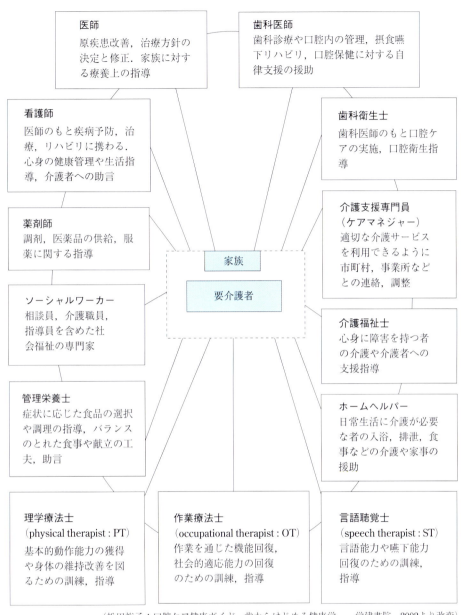

（松田裕子：口腔ケア健康ガイド―歯からはじめる健康学―，学建書院，2002より改変）

図5-10　多職種の連携による要介護者への関わり

2 口腔ケアの方法（専門的口腔ケア）

1 事前の情報収集

　介護支援専門員（ケアマネジャー）や訪問看護師，主治医など要介護者の状態を広く把握している者から情報を得る．以下に収集しておきたい項目を紹介する（図5-11）．

　（1）全身状態

　身体面だけでなく，認知機能や抑うつ状態などの精神心理面についても確認しておくと良い．服薬の状況，肺炎の既往，低栄養リスクの有無，感染症の有無の確認は重要である．

　（2）日常生活活動（動作）の評価

　日常生活動作能力（activities of daily living：ADL）とも呼ばれ，毎日の生活を営む上で不可欠な基本的活動を指す．近年では高齢者の生活機能の尺度として用いられるようになっている．

　①基本的日常生活動作能力（Basic ADL）

　家庭における身の回りの基本的な身体活動を指す．基本的ADLの評価法としてはBarthel Indexなどがある．

　食事，車椅子からベッドへの移乗，整容（洗面，整髪，歯磨き，化粧など），トイ

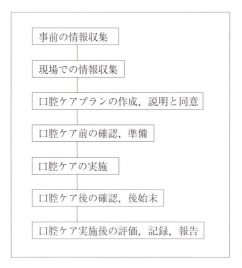

図5-11　専門的口腔ケアの流れ

表5-1　障害高齢者の日常生活自立度（寝たきり度）判定基準

生活自立	ランクJ	何らかの障害等を有するが，日常生活はほぼ自立しており独力で外出する 1．交通機関等を利用して外出する 2．隣近所なら外出する
準寝たきり	ランクA	屋内での生活はおおむね自立しているが，介助なしには外出しない 1．介助により外出し，日中はほとんどベッドから離れて生活する 2．外出の頻度が少なく，日中も寝たり起きたりの生活をしている
寝たきり	ランクB	屋内での生活は何らかの介助を要し，日中もベッド上での生活が主体であるが，座位を保つ 1．車いすに移乗し，食事，排泄はベッドから離れて行う 2．介助により車いすに移乗する
	ランクC	1日中ベッド上で過ごし，排泄，食事，着替において介助を要する 1．自力で寝返りをうつ 2．自力では寝返りもうたない

（平成3年11月18日　老健第102-2号　厚生省大臣官房老人保健福祉部長通知を改訂）

レ動作，入浴，歩行（車椅子の使用），階段昇降，着替え，排便コントロール，排尿コントロールの10項目からなる．

「できる」「部分介助により可能」「できない（全面依存）」の3段階で評価され，各項目の合計得点（100点満点）で表記される．

②手段的日常生活動作能力（Instrumental ADL）

交通機関の利用や電話の応対，服薬管理，金銭管理など，自立した生活を営むためのより複雑で多くの労作を求められる活動を指す．

（3）日常生活自立度

わが国の病院や施設では，障害や認知症を有する高齢者の日常生活自立度を客観的かつ短時間に判定することを目的に作成された障害高齢者の日常生活自立度（寝たきり度）判定基準や認知症高齢者の日常生活自立度判定基準がよく用いられている（表5-1，2）．

（4）生活環境

住環境（居住施設とその周囲の環境）や経済状態

（5）周囲の介護力

家族状況（家族構成と家族との接触頻度）やキーパーソン（介護の鍵となる者：介護者の中で要介護者を一番理解し協力してくれる者）

（6）要介護度と介護サービスの利用状況

（7）口腔の状態

表 5-2　認知症高齢者の日常生活自立度判定基準

ランク	判断基準
Ⅰ	何らかの認知症を有するが，日常生活は家庭内及び社会的にほぼ自立している．
Ⅱ	日常生活に支障を来すような症状・行動や意思疎通の困難さが多少見られても，誰かが注意していれば自立できる．
Ⅱa	家庭外で上記Ⅱの状態がみられる．
Ⅱb	家庭内でも上記Ⅱの状態がみられる．
Ⅲ	日常生活に支障を来すような症状・行動や意思疎通の困難さが見られ，介護を必要とする．
Ⅲa	日中を中心として上記Ⅲの状態が見られる．
Ⅲb	夜間を中心として上記Ⅲの状態が見られる．
Ⅳ	日常生活に支障を来すような症状・行動や意思疎通の困難さが頻繁に見られ，常に介護を必要とする．
M	著しい精神症状や周辺症状あるいは重篤な身体疾患が見られ，専門医療を必要とする．

（厚生省通知を一部改訂）

口腔について特に困っていることの確認
（8）食生活の状況
（9）主治医や主治の歯科医師の有無，連絡先

2　現場での情報収集

　要介護者本人やキーパーソンに対して事前に得た情報の確認と，今後の口腔ケアへの要望の聴取を行う．食生活や服薬の状況などは事前情報と異なっていることが少なくないので注意する．口腔状態の確認のポイントは5-2）口腔周囲の確認（p.161）と3）口腔内の確認（p.166）の項を参照されたい．

〈現場で確認しておきたい口腔ケアの実施に必要な事項〉
①意思疎通の程度
②視聴覚や言語の障害の有無，程度
③移乗や移動の可否
④要介護者の座位保持の可否や安楽な姿勢
⑤口腔ケアへの意欲

※多くの要介護者やその家族は，歯科衛生士による専門的口腔ケアに期待と同時に不安を抱いている．初対面の印象は非常に重要であり，立ち振る舞いや挨拶，歯科衛生士の職務の説明も含めた自己紹介には十分に注意を払う必要がある．安心感を持ってもらうことがその後の成果に大きく影響する．

表5-3　口腔清掃の自立度判定基準（BDR指標）

項目	自立	一部介助	全介助	介助困難
B　歯磨き （Brushing）	a ほぼ自分で磨く 1．移動して実施する 2．寝床で実施する	b 部分的には自分で磨く （不完全ながら） 1．座位を保つ 2．座位は保てない	c 自分で磨かない 1．座位,半座位をとる 2．半座位もとれない	有　無
D　義歯着脱 （Denture wearing）	a 自分で着脱する	b 外すか入れるかどちらかはする	c 自分では全く着脱しない	有　無
R　うがい （Mouth rinsing）	a ブクブクうがいをする	b 水は口に含む程度はする	c 口に水を含むこともできない	有　無
（付）歯磨き状況　巧緻度	a　指示どおりに歯ブラシが届き自分で磨ける	b　歯ブラシが届かない部分がある、歯ブラシの動きが十分にとれない	c　歯ブラシの動きをとることができない、歯ブラシを口に持っていけない	有　無
自発性	a　自分から進んで磨く	b　いわれれば自分で磨く	c　自発性はない	有　無
習慣性	a　毎日磨く 1．毎食後 2．1日1回程度	b　ときどき磨く 1．1週1回以上 2．1週1回以下	c　ほとんど磨いていない	有　無

判定に当たっては，電動歯ブラシなどの自助具を使用したり，義歯などは着脱しやすいように改良した状態であってもかまわない．

3　口腔ケアプランの作成，説明と同意

　口腔ケアの効果は本人および介護者全員が口腔に関する問題意識を持ち，日常的かつ継続的に実施されることで得られる．そのためには口腔ケアプラン（口腔の介護サービス計画）を作成することが大切である．作成は口腔の専門職である歯科衛生士が歯科医師の指示を受け，ケアチーム（要介護者の介護に係わる集団）の中心的役割を果たしながら行うのが良い[1]．

（1）課題の分析・評価（アセスメント）

　口腔の状態だけでなく，全身状態やADLなど日常的に口腔ケアが行われるために必要な項目をアセスメントしていく（表5-3参照）．現在,病態に合わせた様々な口腔アセスメントツールが発表されているので,対象者に合ったものを活用するのも良い．
例）要介護高齢者の口腔汚染や，機能低下に注目した評価 OHAT（oral health assessment tool）

（2）問題領域の選定

アセスメントの結果からどの領域に問題があるかを判断する．次の9つの問題領域に細分化して検討するとわかりやすい．

　①口腔疾患
　②口腔衛生
　③歯磨き
　④義歯
　⑤うがい
　⑥摂食嚥下障害
　⑦言語機能
　⑧口腔ケアの理解，協力
　⑨その他

※③〜⑤は口腔清掃の自立度判定基準（BDR指標）を活用するのも良い．

（3）ケア目標の選定

問題領域は，いくつかの領域にまたがっていることが多いので問題点を把握しケア目標を選定する．

（4）ケアプランの策定

要介護者本人の生活リズムや家族および介護者の負担に十分配慮して実施しやすいプランにする．

だれが，いつ，どこで，どのように実施するか具体的に策定する．

（5）説明と同意

歯科衛生士であれば専門知識を生かし，口腔に問題意識を持ってもらえるような説明を実施したい．

（6）評価

ケアプランの遂行状況，口腔ケアの効果，要介護者とその家族の満足度について定期的に評価を行う．全身や口腔の状態が変化した際は随時プランを変更していく必要がある．

以下に事例を紹介する（図5-12）．

〈事例紹介〉

①課題分析

患者78歳，女性

肺炎のためA病院に4カ月間入院していた．退院から2週間が経過している．

症状：肺機能，換気能力低下により発声は「弱く」，持続も「短い」．訪問時のSpO₂（経皮的動脈血酸素飽和度）：95％，PR（脈拍数）：108回／分，RR（呼

● 第5章 口腔ケア ●

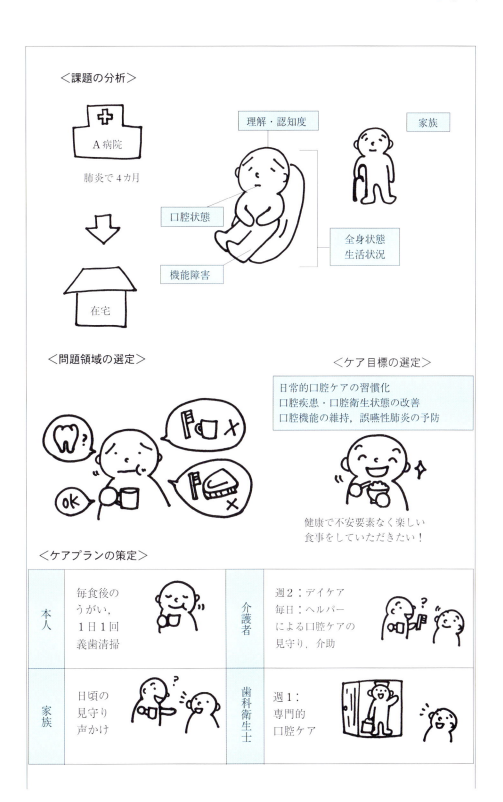

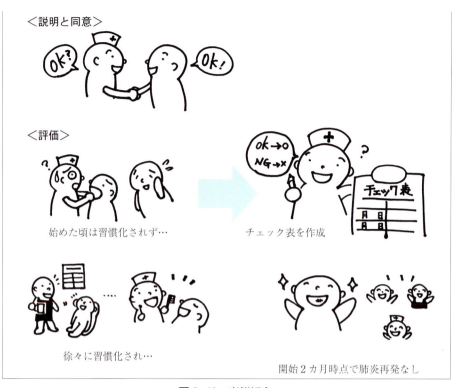

図 5-12　事例紹介

吸数）：18 回／分

病歴：慢性気管支炎，肺気腫，狭心症，骨粗鬆症

精神心理面：認知機能については軽度の記憶障害と失見当識（場所や時間を答えられない）あり，異常行動なし．抑うつ状態が認められ生活意欲が低下している．

生活環境：生活保護を受給しアパートで生活

家族：85 歳の夫と 2 人暮らしの老々介護生活．夫は「妻は私のいうことは聞いてくれない」と介護に消極的である．

介護度：要介護 4 度

介護サービス：毎日：訪問介護

2 回／週：訪問入浴，デイケア（通所リハビリテーション）

1 回／週：訪問看護

ADL：一部を抜粋して以下に示す．

歩行不能で布団から食卓までの 3 ～ 4 m の距離も床を這うようにして移動．洗面所の利用は困難で洗面器を用いて歯磨きや洗面などの整容を部分介助で実施できる．

食事は部分介助で実施し，1 回の食事に 2 時間ほどかかる．

障害高齢者の日常生活自立度：B－1

認知症高齢者の日常生活自立度：Ⅱb

口腔状態：口腔衛生状態は不良．昼食前に観察したところ朝食の食物残渣が多量に貯留したままの状態であった．義歯の清掃状態不良で義歯を外すと義歯性口内炎（紅斑性カンジダ症）が認められる．

食生活：以前と比べ食事時間の延長，食事量の減少，嗜好品の変化あり．食事中のムセがしばしば認められる．摂食嚥下機能の低下が疑われる．

主治医：B医院

②問題領域の選択

口腔疾患：義歯性口内炎（カンジダ症），残根の歯周炎

口腔衛生：不良

義歯：清掃不良

うがい：できるが移動の問題もあり日頃ほとんど行っていない．

摂食嚥下障害：誤嚥を起こしている可能性あり．口腔期，咽頭期の問題が確認できる．

言語障害：発声の持続困難，構音障害は軽度

ケアに対する理解，協力：口腔ケアの重要性について説明し，一応の理解が得られる．

③目標の選定

「日常的口腔ケアの習慣化，口腔疾患・口腔衛生状態の改善，口腔機能の維持，誤嚥性肺炎の予防」

④ケアプランの策定

日常的口腔ケア

　本人：口腔ケアの習慣化を目標とし，セルフケアでは1日1回，食卓での義歯清掃と食後のうがい（洗口）を行ってもらう．

　家族：要介護状態の妻の口腔および食事の状態に問題意識を持ってもらい口腔ケアに参加してもらう．
　　　セルフケア実施の声かけと見守り，ケア用具の準備と後片付け

　介護者：週2回デイケアでの口腔ケアの実施．
　　　セルフケアが習慣化されるまでは1日1回，訪問介護時にヘルパーによる口腔ケアの介助を行う．

専門的口腔ケア

　歯科衛生士：週に1回の専門的口腔ケアを実施する．主な内容は以下の通りである．

　　・効果的な義歯の清掃法と安全なうがいの実地指導
　　・専門的口腔清掃

・安全な食事と肺機能の維持・向上を目的とした呼吸・発声訓練
・口腔機能の向上を目指した口腔体操
・日常的口腔ケアの実施状況に応じたプランの変更

⑤説明と同意

本人および家族（夫）と担当ケアマネジャーに対し口腔内の衛生状態と口腔機能の現状を報告し，誤嚥性肺炎の再発防止には口腔ケアが必要であることを説明した．継続的な口腔ケア実施のためには本人だけでなく家族や周囲の介護者の協力が不可欠であることを説き役割分担を依頼した．

夫は口腔ケアの必要性を感じた様子で，日常的口腔ケアへの協力と歯科衛生士による専門的口腔ケアの実施に同意．

ケアマネジャーは肺炎の再発を心配しており，口腔ケアへの協力を快諾，ヘルパーや通所リハビリテーション施設への連絡と訪問時の口腔ケア実施状況の確認を約束してくれた．

⑥評価

口腔ケア開始から2週間はセルフケアを実施していない日が多く，夫による声掛けもあまり行われていない様子であった．ヘルパーや施設による口腔ケアは担当者により実施の有無，内容がまちまちであった．

この時点でケア実施方法について再検討を行い，セルフケアの実施を習慣化するために毎日の口腔ケア実施の有無をチェック表で確認するようにした．ヘルパーへは介護負担を考慮し，口腔ケア実施のチェックがない日のみ義歯の清掃とうがいの介助を実施するよう依頼した．

チェック表の導入後はセルフケアの習慣化が進み，2週間後には義歯の汚れや口腔内の食物残渣の減少を認め義歯性口内炎も改善してきた．ヘルパーも口腔ケアの介助に慣れてきた様子で，チェックの有無にかかわらず口腔ケアの介助を行ってもらえるようになってきている．

専門的口腔ケアの実施も休まず継続しており，本人も協力的である．

開始2カ月が経過し肺炎の再発はない．

4 口腔ケア前の確認，準備

1）要介護者の全身状態の確認

（1）家族（キーパーソン）への確認

状態の変化や日常的口腔ケアを実施していて気になる点などを聴取する．

（2）意識状態を含むバイタルサイン「脈拍，呼吸，血圧，体温」の確認

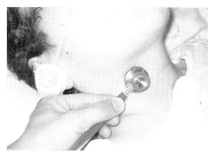
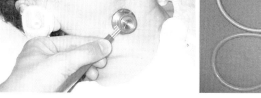

図5-13 甲状軟骨外側での頸部聴診　図5-14 聴診器
（上：新生児用，下：成人用）

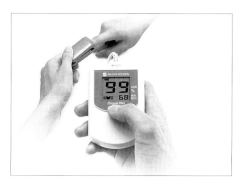

図5-15 パルスオキシメータ

バイタルサインの確認とともに以下の点も注意して観察すると良い．
①顔色，表情…体調や気分，ケアへの協力性
②会話の様子…発声，構音機能を中心とした呼吸状態や口腔機能
③体臭，口臭，排泄物臭…日常の介護の状況

（3）聴診器やパルスオキシメータを用いた確認

①聴診器

聴診器による頸部聴診法にて呼吸音や嚥下音を確認することができる．慣れてくると呼吸音によって誤嚥や喉頭侵入，咽頭貯留物の存在を把握できることがある．チェストピース（皮膚に当てる部分）の小さい小児用や新生児用の聴診器が便利である（図5-13, 14）．

②パルスオキシメータ

プローブを指先や耳などに付けて，脈拍数と経皮的動脈血酸素飽和度（SpO_2）を測定する機器である（図5-15）．

SpO_2の値は血液にあるヘモグロビンのうち，何％が酸素を運んでいるかを表す．正常な値としては95％以上，95％未満の場合は呼吸不全の疑いがあり，90％未満の

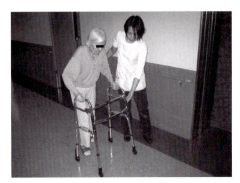
図 5-16　歩行器を用いた移動の見守り・介助

場合は，在宅酸素療法の適用となる[5]．

　パルスオキシメータは，装着状態，測定部位の爪の状態や抹消の血流低下，低血圧，貧血，メトヘモグロビン血症などによって，測定誤差や測定不可能を生じることもあるので注意が必要である．

　要介護者の状態は常に五感で感じとることが大切である．

2）実施場所の選択と移乗，移動

　移乗や移動の可否，要介護者が落ち着いて口腔ケアを実施できることを考慮して洗面所，食卓，ベッド上など適した実施場所を選択する．

　口腔ケアに際し，移乗や移動を行うことは ADL の維持・向上につながる．

　認知症高齢者では洗面所への移動が開始の合図となり，口腔ケアの受け入れも良くなり，スムースに実施できることもある（図 5-16）．

〈移乗，移動中の注意事項（図 5-17）〉
　a．ベッドから車椅子へ移乗する際の転落，無理な介助による肩関節の脱臼
　b．歩行移動中の転倒

3）環境の整備

（1）安全かつ効率的に行うために，意識状態が良く口腔ケアの受け入れが良い時間帯の選択：食直後や経管栄養の注入中～後は嘔吐や胃食道逆流（gastroesophageal reflux：GER）を誘発する可能性が高いので避けた方が良い．

（2）集中できる環境

　気を散らすものや雑音の排除，口腔ケアの様子を確認できる鏡の利用（図 5-18）．

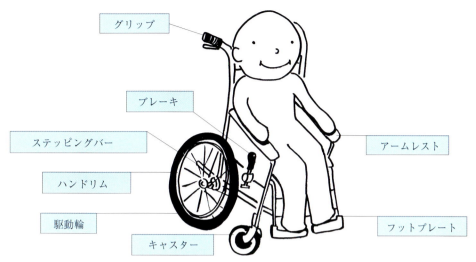

図 5-17　車椅子の構造
車椅子で移動中の注意事項
　a．移動時の戸枠などへの衝突
　b．下肢のフットプレートからの滑落と引きずり
　c．上肢や衣服の駆動輪への巻き込み

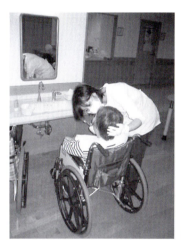

図 5-18　洗面所での口腔ケアの様子

（3）リラックスできる環境

　不安を抱かせる視覚的刺激や大きな音の除去，気持ちの落ち着く絵や飾り物，要介護者の好きな音楽の導入など．

4）姿勢の選択

　安全，安楽な姿勢の確保（図 5-19）
　①座位：上半身を起こし座った状態であり口腔ケアの基本の体位である．足が遊ぶ

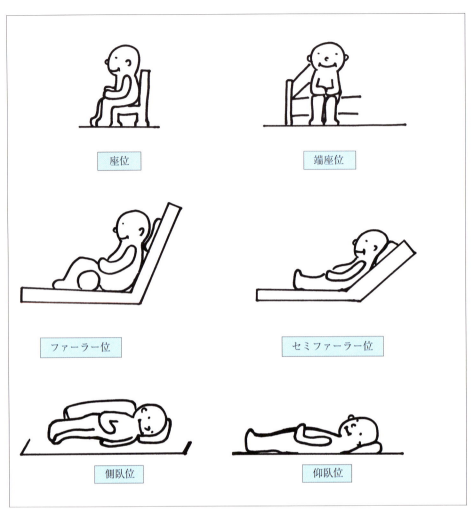

図 5-19　体位

ことなく，膝を 90 度に曲げ足底がしっかりと接地していると上体の安定が良くなる．

　②ファーラー位（半座位）：上半身を 40〜60 度起こした状態で比較的楽な姿勢といわれている．体がズレ落ちないようにクッションなどを当てて調節する．

　③セミファーラー位：頭部を 25〜30cm 高くした体位で上半身をほとんど起こせない場合に用いる．誤嚥の危険性があり，口腔ケア中は頸部の前屈や回旋を併用する必要がある．

　④側臥位：体を横向きにする．口腔ケア時は麻痺側を上位にするのが原則である．セミファーラー位と組み合わせるとより安全に行える．

　⑤仰臥位：上を向いた体位で口腔ケアには誤嚥の危険性が高く不向きである．体調などの問題でやむを得ず仰臥位で口腔ケアを実施する場合，頸部を回旋し咽頭流入を

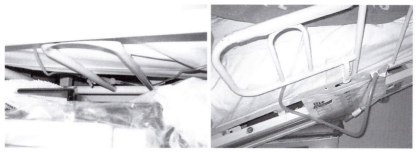

図5-20　ベッドと柵の間に挟まった点滴ラインと尿道カテーテル

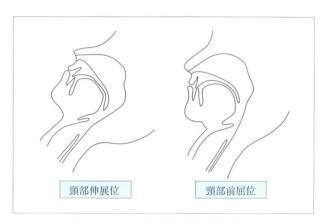

図5-21　頸部伸展位と前屈位の違い

防止する．
　〈体位変換中の注意事項〉
　　a．急なギャッジアップ（ベッドを起こすこと）による腰痛や起立性低血圧（めまいや吐き気）
　　b．経管栄養カテーテルや点滴ライン，気管カニューレのズレや引き抜き（図5-20）
　〈口腔ケア実施中の注意事項〉
　　a．長時間の座位保持による腰痛，臀部の疼痛
　　b．腹部を圧迫（腹圧上昇）する姿勢の持続による胃食道逆流の誘発
　頸部伸展位は前屈位に比べて口腔ケア中に誤嚥しやすい．（図5-21）．

5）要介護者と介護者の高低差と位置関係の調整（ベッドの高さ調節や介護者のポジショニング）

　高低差と位置関係が適切であれば要介護者が上を向いたり（頸部伸展位），介護者が腰を屈めて覗き込む必要が減り，双方にとって安全，安楽な口腔ケアを実施するこ

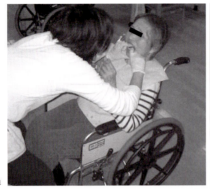
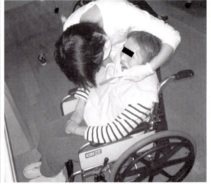

図5-22　a．下顎を確認する時のポジション，b．上顎を確認する時のポジション

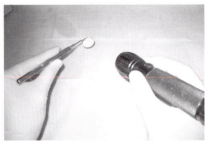
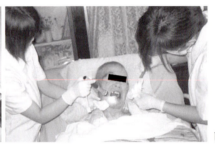

図5-23　a．携帯用ライトとデンタル　　b．アシスタントによる補助
　　　　　　ミラーを使用しての観察

とができる．目線の高低差を少なくすることで要介護者が介護者に見下ろされる圧迫感を軽減することもできる（図5-22）．

6）視野の確保

周囲の照明や携帯用ライトを用いて，できる限り明視野を確保する（図5-23）．

5 口腔ケアの実施

1）コミュニケーション

①動作前の声かけと理解しやすい説明を心掛ける．

②「tell（話す），show（見せる），do（する），touch（触れる）」を活用し五感に訴える[6]．

失見当識や短期記憶障害を伴う認知症患者とのコミュニケーションにおいては，介護者の雰囲気（やさしそう，気持ち良さそうなど）と過去の記憶に訴えるような機転の効いた対応が重要である．

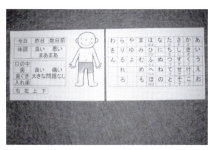 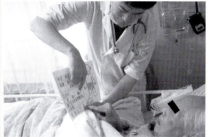

図 5-24　左：当院で使用している文字盤．右：文字盤を利用したコミュニケーション

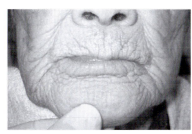 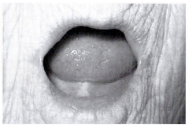

図 5-25　左：皮膚の乾燥．右：口腔乾燥を伴っている

　③一方的に話を進めず，相手のペースに合わせて会話を進めていく．声の大きさやトーンも重要な要素である．

　不用意に耳元で大きな声掛けをするのは相手に不快感を与えてしまうことがある．

　発声，構音，聴覚障害者とのコミュニケーションには，文字盤や筆談などを活用して少しでも正しく伝わるように工夫する必要がある（図 5-24）．また，右片麻痺患者に認められることの多い失語症について理解を深めておくと良い．

2）口腔周囲の確認

　口腔ケアの経験が少ない介護者は，口腔ケアを開始するとすぐに口腔内の清掃に取り掛かってしまうことが多い．初めに口腔周囲の状態をよく観察して口腔周囲の問題点や運動の特徴を把握しておくと，効率的かつ安全に口腔ケアを進めることができる．以下に確認しておきたい項目を記載する（図 5-25）．

（1）皮膚の乾燥

　脱水症状の一つとして表れることがあり，その場合は口腔乾燥や尿量の減少，発熱なども伴うことが多い．脱水が疑われる時は医師や看護師に連絡し，適切な対応を受けることが必要である．一般的な対応法を理解しておきたい．

　①局所への対応…清拭，保湿剤の塗布，マッサージなどのスキンケア

　②全身への対応…水分補給，食事内容の調節

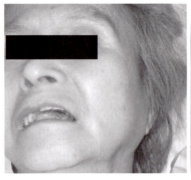 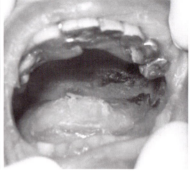

図5-26a 左：左耳下腺炎を引き起こした状態．左耳下腺の腫脹と熱感を認める
右：その時の口腔内の様子
唾液分泌を促すための唾液腺マッサージは，適切に実施できるように三大唾液腺（耳下腺，顎下腺，舌下腺）の位置を理解しておく必要がある

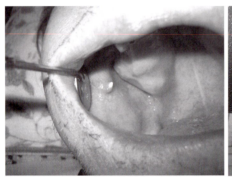 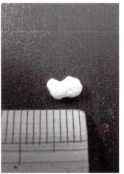

図5-26b 耳下腺乳頭部に認められる唾石とその摘出されたもの

③環境への対応…部屋の温度や湿度の調節，衣服や寝具の調節

（2）発赤や腫脹，アザなど

外傷や唾液腺炎などで認められることがある．疼痛や機能障害を伴う場合は早めに医師や歯科医師に連絡して診察を受けることが望ましい（図5-26a）．

*化膿性唾液腺炎：口腔内細菌が唾液腺開口部より逆行性に侵入，感染して引き起こされる疾患であり，寝たきりの要介護高齢者でしばしば認められる．誘因として以下のものがあげられる．
 a．口腔衛生状態の不良
 b．脱水による唾液分泌減少，唾石による導管閉塞や口腔活動性の低下による唾液分泌障害（図5-26b）
 c．抵抗力の低下

（3）開閉口運動（図5-27）

①開口困難，開口障害…口腔ケアや食事，呼吸，発語を困難にすることが多い．主な原因として以下のものがあげられる．

・強い口腔乾燥

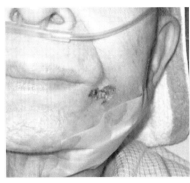
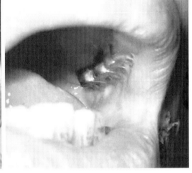

図5-27 外部からの放射線療法を受けている患者の口腔周囲と口腔内の様子
左：口腔内外に潰瘍を形成し疼痛がある．右：疼痛と唾液分泌減少による口腔乾燥があり開口困難である

- 口腔周囲筋の緊張
- 廃用症候群による開口筋の萎縮や顎関節の拘縮
- 顎顔面領域術後の瘢痕収縮
- 放射線療法などによる口内炎（びらん，潰瘍）の出現とそれによる疼痛

②閉口や咬合時の下顎偏位…習慣性のものと脳卒中による片麻痺，片側の顎関節脱臼によるものなどがある（図5-28～30）．

高齢者では顎関節の習慣性脱臼患者が多く，大開口や長時間の開口維持で脱臼を起こしやすい．

③開閉口運動の失行や口腔の不随意運動（オーラルジスキネージア）

失行…脳卒中による高次脳機能障害（失語や失認など）の一つで麻痺による運動障害や失調，不随意運動，知能低下などがなく，行うことは理解しているのに，指示された動作や行為ができない状態．繰り返しの指示や強制的な対応が余計に緊張を増してしまうことがある[6]．

オーラルジスキネージア…口腔の周囲にみられる反復性で常同的な不随意運動を生じてしまう疾患（図5-31）

原因別の分類
- 薬物性ジスキネージア…抗パーキンソン薬の投与により起こる
- 遅発性ジスキネージア…向精神薬の長期服薬による
- 特発性ジスキネージア…高齢者にみられ原因は不明

必要に応じ，医師や歯科医師に相談して服薬の検討や歯科治療（不適合義歯の調整など）を受けることが大切である[7]．

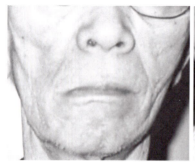
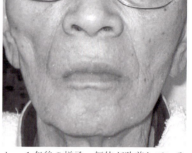

　　a．右麻痺側への下顎偏位　　　b．1年後の様子．偏位が改善している

図5-28　脳卒中による右片麻痺患者の下顎偏位

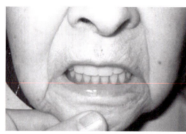
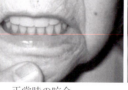

　　a．正常時の咬合　　　b．脱臼時の咬合．下顎の左側偏位

図5-29　右側顎関節脱臼患者の下顎偏位

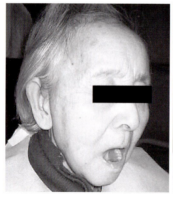
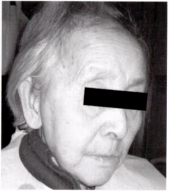

図5-30　左：右側顎関節脱臼時．右：復位後

（4）口唇および頰の運動，感覚

　脳卒中により麻痺側の運動，感覚の障害が起こりやすい．

　筆者は「イー」の発音時に口角引きの動きを，「ウー」の発音時に口唇突出の動きを観察している（図5-32）．

　流涎…よだれ．唾液の分泌過多や嚥下機能の低下によって口腔内に貯溜した唾液

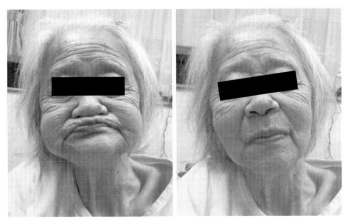

図5-31　左：オーラルジスキネージアを持つ者．常に口をモグモグと動かしている．右：義歯を装着して咬合訓練を実施すると口の不随意運動が収まった

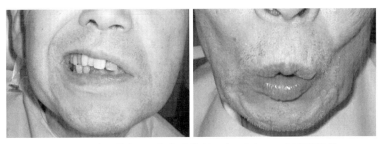

図5-32　左：「イー」左麻痺患者．右：「ウー」右麻痺患者

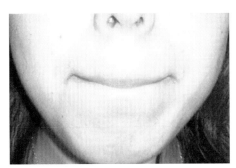

図5-33　「パ」の発音前の口唇閉鎖

が口腔外に流れ出ること．麻痺のある者では麻痺側の口角より漏れ出ることが多い．
　口唇閉鎖機能を観察する時は「パ」の発音や口膨らまし動作をしてもらうと良い（図5-33）．

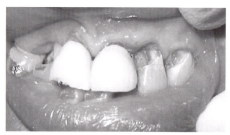
図5-34 多発したう蝕

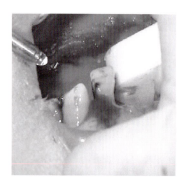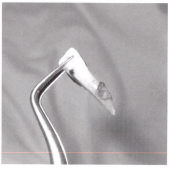
図5-35 左:動揺の大きい下顎前歯.右:脱落した同歯

3) 口腔内の確認

　要介護高齢者は全身の抵抗力低下,唾液分泌の減少や口腔活動性の低下などに起因する自浄作用の低下,口腔のセルフケアの不良などにより口腔疾患に罹患しやすい状態にある[8].

　口腔内の確認は口唇や舌をしっかり排除し,明視野(視野の確保の項を参照)にて行うことが重要である.

（1）歯,歯周組織

　歯科医療従事者の専門とする領域であり,状況を正しく把握し適切に対応することが望まれる（図5-34,35）.

　①歯垢や歯石の付着…日頃の口腔ケアの実施や歯科の受診状況を推測することができる.

　②う蝕や歯の鋭縁…脳卒中発病などを機にセルフケアが実施できなくなると口腔衛生状態が悪化し,う蝕が多発することがある.歯の鋭縁を認める場合は周囲に軟組織損傷がないか確認する.

　③歯周疾患…重度歯周炎で脱落しそうな歯や急性症状を発症している歯の有無を確認する.

　④不良補綴物…周囲の軟組織を損傷したり,脱落しそうな補綴物がないか確認する.

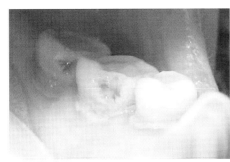
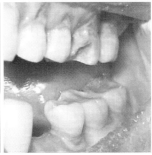

図5-36 一年以上経口摂取を行っていない者の口腔内
歯の酸蝕が進行しており，胃酸や経管栄養剤の逆流が疑われる

う蝕や歯周疾患による疼痛，歯の鋭縁や不良補綴物による咬傷，脱落しそうな動揺歯や補綴物を認める時は歯科受診を勧告し，必要に応じて歯科診療室と連携を取る．

脱落の危険性が高い歯や補綴物は，フロスなどで固定し，誤飲の予防をすることも大切である．

⑤歯の酸蝕…胃酸逆流の疑いがある（図5-36）．

胃内容物の逆流は，逆流性食道炎や逆流性誤嚥を引き起こす可能性があり早期に対応することが重要である．本人，家族にその旨を説明すると同時に主治医や看護職，介護職に連絡して食事や経管栄養の内容，方法，姿勢について検討する必要がある．

（2）口腔粘膜

要介護高齢者で以下の所見や疾患を認めることが多い．

①乾燥

・脱水

・口呼吸

・経口摂取の中止

などが誘因として考えられる．

②残存上皮

③外傷性粘膜疾患：咬傷，義歯性潰瘍，アフタ性口内炎

④感染性粘膜疾患：ウィルス性口内炎，口腔カンジダ症…全身抵抗力の低下，抗菌薬の長期服用やステロイドの使用，清掃不良な義歯の使用などが誘因となることがある．重度なものは治療を要し，早期の発見が大切である．

（3）部位別によく見られる所見，疾患

①口唇，頬粘膜…アフタ，疱疹，口腔カンジタ症，口角炎，咬傷，乾燥，残存上皮膜（図5-37）

②舌…乳頭の延長（舌）と萎縮（平滑舌），咬傷，舌苔，乾燥，残存上被膜（図5

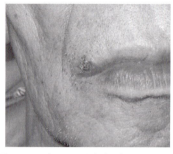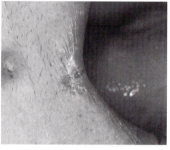

図5-37　左：口唇疱疹（ヘルペスウィルス）．右：口角炎（カンジダ）

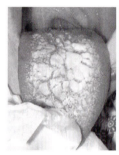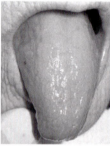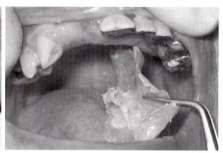

図5-38　左：舌苔．中央：乾燥＋平滑舌．右：舌背の残存上皮

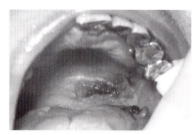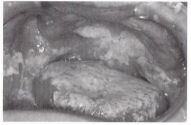

図5-39　左：口蓋の残存上皮．経口摂取を中止している患者
　　　　右：急性偽膜性口腔カンジダ症
　　　　　　（大生病院　歯科口腔外科　阪口英夫先生より写真提供）

-38）

③口蓋…疱疹，口腔カンジダ症，残存上被膜，痰の付着（図5-39）

（4）口腔内の食物残渣

　歯列不正や補綴物の形態不良といった歯科的要因，麻痺などによる口腔周囲の運動性低下や感覚鈍麻，唾液の分泌減少などで生じやすい（図5-40）．

（5）舌，軟口蓋の運動と感覚

　舌や軟口蓋の運動・感覚障害は脳卒中や神経筋系疾患の患者でしばしば認められる．摂食嚥下機能や構音機能に大きな影響を及ぼす部分であり，よく確認して機能的

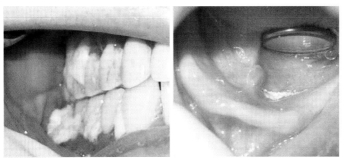

図5-40 左：右麻痺側口腔前庭の食物残渣．右：左側舌下部の粉薬の停滞

〈舌の運動〉

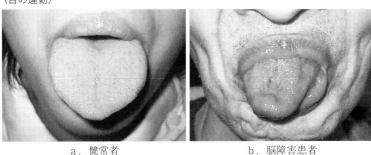

a．健常者　　　　　　　　b．脳障害患者
　　　　　　　　　　　　　　右への偏位

図5-41 舌の前方突出

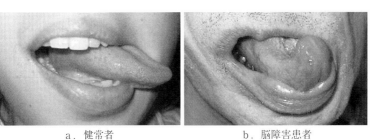

a．健常者　　　　　　　　b．脳障害患者
　　　　　　　　　　　　　舌の左側方運動の不全

図5-42 舌の左側方運動

口腔ケアに生かしていきたい（図5-41〜45）．
　（6）唾液の分泌
　唾液分泌の低下に影響を及ぼすもの
　・服用薬剤の副作用
　・脱水
　・シェーグレン症候群（自己免疫疾患）

〈軟口蓋の運動〉

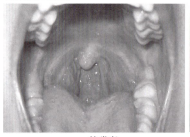
a．健常者

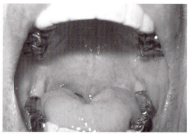
b．脊髄性筋萎縮症患者
軟口蓋挙上不全

図5-43　「アー」発声時の軟口蓋の動き

〈軟口蓋の感覚〉

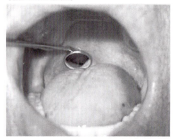
図5-44　ミラーによる軟口蓋の刺激

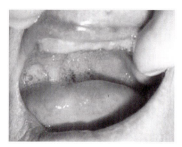
図5-45　泡状唾液の口腔内停滞
軟口蓋～咽喉頭の感覚低下により嚥下反射が起こりづらく，泡状の唾液が停滞している

健常者でも軟口蓋の刺激による嚥下反射や，咽頭反射をほとんど起こさない者がいる．

・放射線療法の副作用
・口腔活動性の低下　　　など

　三大唾液腺の開口部である耳下腺乳頭，舌下小丘，舌下ヒダからの安静時および刺激時の唾液分泌と同部の腫脹や萎縮の有無を確認する．
　唾液腺の開口部から口腔内細菌が逆行性に感染して同部や腺体に炎症を起こし，腫脹や発赤をきたすことがある．
　慢性的に唾液分泌が減少している者では唾液腺の開口部が萎縮していることが多い（図5-46）．

4）器質的口腔ケア
　口腔清掃を中心とした口腔衛生状態の改善による口腔疾患や，気道感染の予防を目的とした口腔ケアである．

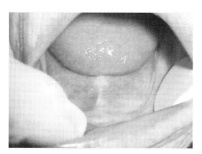
図5-46　重度口腔乾燥者の舌下部舌下小丘，舌下ヒダの萎縮

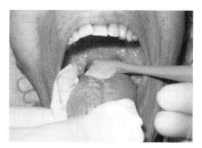
図5-47　軟毛ブラシによる舌磨き

（1）口腔清掃法の分類
①機械的清掃法…歯ブラシでの歯磨きなど
②化学的清掃法…洗口剤を用いた洗口など
バイオフィルム状に付いたプラークや残存上皮膜の除去は化学的清掃では困難であり，機械的清掃が基本である．口腔清掃は両者を組み合わせて効果的に実施することが大切である．

（2）口腔清掃の方法
要介護者の状態に合わせて適切な方法を選択し実施する[9]．
①歯磨き法
歯ブラシを用いる「口腔清掃」の基本的な方法で，プラーク除去の効果が最も高い．粘膜や舌への刺激が，口腔の感覚を高める効果も期待できる．歯の清掃法については専門書を参照されたい．

舌，口蓋磨き…舌に付着した舌苔や口蓋の残存上皮などを専用の舌ブラシや軟毛のブラシを使って軽くこすり，適切に除去する．同部には嫌気性グラム陰性桿菌が多く存在しており，除去による誤嚥性肺炎の予防効果および口臭の除去効果が高い．ブラシによる清掃は無理に行うと粘膜を傷つけてしまうことがあるので注意する（図5-47）．

義歯の清掃（義歯の項 p.188 参照）
②口腔清拭法
全身的な衰弱の激しい，主に急性期や終末期の患者，あるいは歯磨き法の実施が困難な場合に行う．デンタルプラークの除去効果はあまり高くない．口腔粘膜のケアには効果的である（図5-48）．
③洗口法，口腔洗浄法
うがい（含嗽法）には，ブクブクうがい（洗口法）とガラガラうがいがある．
口腔清掃においては効率的に口腔内の汚れを洗い流し，清潔の保持と爽快感を得る

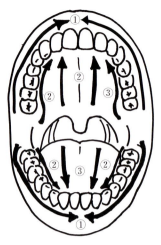

図5-48 口腔清拭の手順
遠心から近心へ，後方から前方への清拭が基本．口腔前庭から始め固有口腔へと進めていく

ため，また，口腔内の保湿をするために洗口を実施することが多い．

洗口を指示する時は「うがいをしましょう」と声掛けするとガラガラうがいを行う者が少なくないので，「ブクブクうがいをしましょう」と声掛けすると良い．

〈洗口を実施する際のポイント〉

a．洗口の可，不可を確認

洗口の条件

- 口を閉じることができる：麻痺などで口唇閉鎖機能不全があると洗口時に麻痺側より水が口腔外に漏れ出てしまう．
- 水分を口腔内に保持することができる：舌軟口蓋閉鎖機能不全があると水分を口腔内に溜めておくことができずに咽頭に流入させ，時には誤嚥してしまうことがある．
- 舌や頬を動かすことができる
- 吐き出すことができる：協調運動の障害などで上手く吐き出すことができない場合もある．
- 指示が通る：認識の障害により洗口せずに飲んでしまうことがある[7]．

洗口の可，不可については，介護者が認識していることが多いので質問してみると良い．ただし，不可能と認識されている者でも，姿勢や水の量，声掛けの方法を工夫すれば可能な場合がある．

b．洗口を実施する前の口腔内の観察

口腔内の異物や食物残留の有無を確認する．

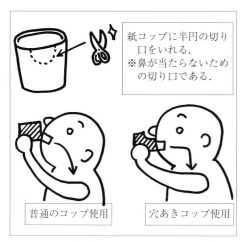

図5-49a 安全にうがいのできるコップの作り方

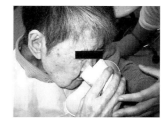

図5-49b 穴あきコップを使用している様子

　c．洗口時の意識状態

　傾眠など意識レベルが低いと口腔内に水が入ってもすばやく対応することができず，誤嚥してしまう危険性が高い．

　d．姿勢（p.157参照）

　誤嚥に注意した安全な姿勢で行う

　e．使用する器具や水分

・器具…コップの工夫，吸い飲みの使用

　普通のコップを使用して水を口に含もうとすると，顔が上を向いてしまい誤嚥の危険性が高い．上を向くことなく水を含める器具を用いることで誤嚥予防することができる（図5-49）．

・水分…水量，水温の調節

　口腔の感覚低下がある者では水が口腔内に入ったことを認識しやすいように冷水や温水を用いて刺激強度を高めると良い．逆に，口腔内に感覚過敏がある者ではぬるま湯を用いて刺激強度を低くすると良い．

　f．声掛け

　認識の障害のある者に対しては，水を口に含んだタイミングで「ブクブクブク……ペー」と声掛けして洗口動作を促すと良い．

〈洗口困難な場合の対応〉

　a．口腔内の汚れの除去（図5-50）

・口腔清拭法…スポンジブラシやガーゼを用いて口腔内の汚れや水分の除去を行う．

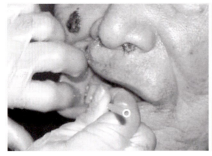
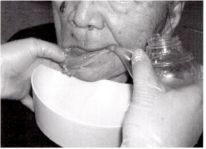

図5-50　左：スポンジブラシを用いた食物残渣の除去．右：吸い飲みを用いた口腔内の洗浄法．口角を引いて洗浄廃液を口腔外に導いている

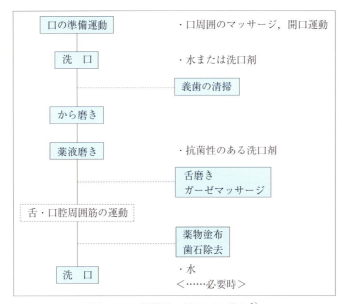

図5-51　器質的口腔ケアの流れ[1]

- 口腔洗浄法…吸い飲みやシリンジを用いて口腔内を洗浄する方法であり，口腔内の爽快感を得やすい．ただし，口腔内に溜まった洗浄廃液を誤嚥しないように注意が必要である．

b．口腔内の保湿

スポンジブラシやガーゼに水分や口腔保湿剤を付けて適度な保湿を行う．

図5-51は器質的口腔ケアの基本的な流れである．

要介護者は水分の口腔内保持能が低下していることが多く，清掃中に開口状態を長く保つと唾液や水分を咽頭に流入させてしまう危険性が高い．また，易疲労性で集中を持続できないことが多い．清掃中の誤嚥や疲労，顎関節脱臼を防ぐために長時間の

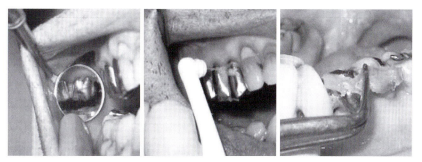

図5-52 デンタルミラーでの観察と歯間ブラシやピンセットを用いた清掃

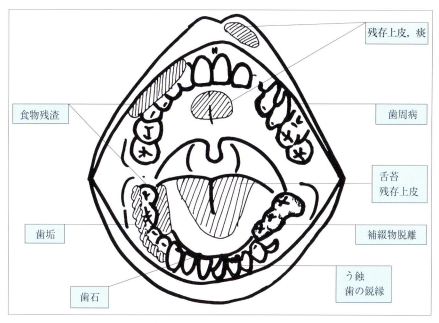

図5-53 専門的口腔清掃時のチェックポイント

開口は避け，効率的で効果的な方法を選択・実施する．

　歯科衛生士による専門的口腔清掃とは…（図5-52～54）
・専門的知識や経験をもとに効果的で快適な方法で実施ができる．
・要介護者個々の特徴に合わせた器具を選択・使用できる．
・要介護者の状態を考慮した安全性や効率性を備えている．

　呼吸器感染症を予防するためには口腔だけでなく隣接する鼻腔や咽頭のケアの重要性を理解する必要がある．

　鼻腔…長期の経鼻挿管や経鼻栄養チューブの留置により，その周囲は不潔になりやすく慢性副鼻腔炎をきたすことがある．鼻腔内の菌が咽頭に流れ込み，一部を誤嚥す

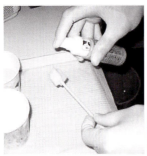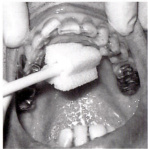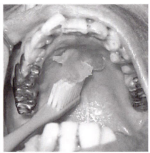

a．口蓋の前方は口腔外から観察しづらく，日常的口腔ケアでは十分な確認や清掃が行われていないことが多い．非経口摂取者の口蓋粘膜を口腔保湿剤を含ませたスポンジブラシで加湿し，ふやけた残存上皮膜や乾燥痰を軟毛の歯ブラシで除去している

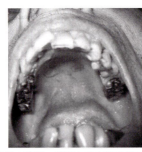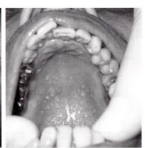

b．前後の比較．残存上皮や乾燥痰の除去（器質的ケア）のみならず，粘膜マッサージ（機能的ケア）による唾液分泌の亢進も確認できる

図 5-54　専門的口腔清掃の一例（口蓋の残存上皮の除去）

ることもある．また，鼻腔内の鼻毛や鼻垢が溜まっていると鼻呼吸が阻害されることもある[9]．

　咽頭…気道（鼻腔〜喉頭，気管）と食道（口腔〜食道）の交差点であり，誤嚥性肺炎を予防するためには咽頭の衛生状態を良好に保つことが重要である．しかし，外部からのアプローチが困難な部位なので器質的口腔ケアを行い口腔衛生状態を改善して咽頭に流入する細菌数を減らし，機能的口腔ケアを行い，嚥下機能を維持・回復して咽頭残留物を減少させることが大切である．

　通常，咽頭に停滞した分泌物や食物残渣は嚥下で除去されるか，咳で排出される．しかし，嚥下や呼吸機能の低下した者ではそれが困難であり，水やゼリーの嚥下による除去（交互嚥下）や咽頭吸引などが必要となる（図 5-55）．

　鼻腔や咽頭のケアは，看護師や専門医によって実施されていることが多い．各職種との連携を図り，相互に協力しながら取り組むことで呼吸器感染症の予防効果を上げることができる．

● 第5章 口腔ケア ●

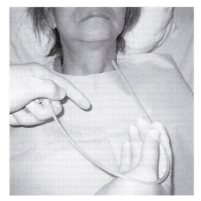

図5-55 口腔ケア中～後の咽頭貯留物の吸引

5）機能的口腔ケア

機能的口腔ケアは，口腔機能の維持・向上を目的としたケアである．

食事や会話といった口腔活動が減少すると口腔周囲の筋の萎縮や顎関節の拘縮，唾液の分泌低下といった廃用をきたす．また，長い間，口腔への刺激が減少することでわずかな刺激にも敏感に反応する異常感覚を伴うようになることがある．

他方，脳卒中，神経筋系疾患や頭頸部がんによって口腔周囲の運動障害（痙性，弛緩）や，感覚障害（過敏，鈍麻，消失）を起こすことがある（口腔周囲 p.161，口腔内 p.166 参照）．

口腔周囲の廃用の予防や異常感覚の軽減，障害を受けた部位のリハビリテーションのために効果的に動かしたり刺激を与えたりすること（機能訓練）が機能的口腔ケアのポイントとなる（p.92 摂食・リハビリテーション参照，図5-56）[1]．

ここでは，機能訓練を行うための基本的事項について説明する（図5-57～60）．

（1）運動の分類
①自動運動…自分で動かす
　　介助運動…手助けしながら行う
　　抵抗運動（レジスタンストレーニング）…器具などで筋に一定の負荷をかけて行う，普段よりも強い負荷でなければ筋力増強の効果は期待できない．
②他動運動…他の力で動かす
　　徒手による方法…手指で感触を確認しなら実施することができる．
　　器具を用いる方法…常に一定の方法・負荷で訓練することができる．
（2）ストレッチ
①目的
　a．筋の柔軟性の回復

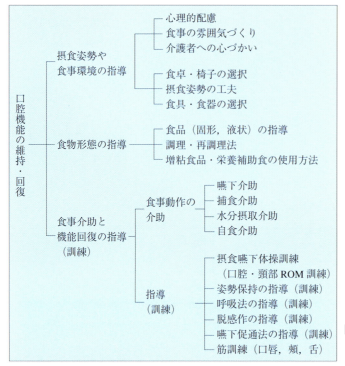

図5-56 口腔機能の維持・回復のための対応法[1]

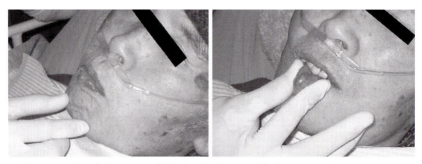

図5-57 左：本人による口膨らまし運動．右：徒手による口唇のストレッチ

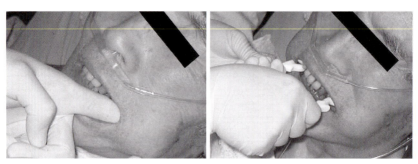

図5-58 左：徒手による頬のストレッチ．右：器具を用いた頬のストレッチ

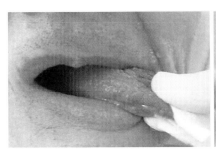 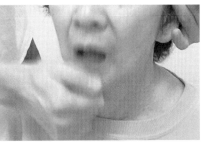

図 5-59 左：舌のストレッチ．右：義歯を装着した状態での咬合訓練．自動介助運動

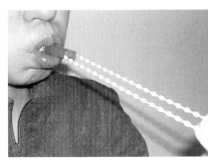 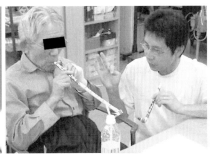

図 5-60 左：負荷を加えての口唇閉鎖訓練．自動抵抗運動．右：デイケアにおける口腔機能訓練の様子

　b．緊張の緩和
　c．血行の改善
　d．関節可動域の拡大
②方法
　a．自動的に行う方法
　b．他動的に行う方法
　自動運動ができる場合は積極的に実施して機能の維持・向上に努めたい．自動運動が上手くできない場合は，他動的ストレッチを併用してアプローチする．他動的に行う方法には口外から行う方法と口内から行う方法がある．
（3）感覚へのアプローチ
　口腔内〜周囲への刺激の効果
　①意識状態の改善
　②口腔の異常感覚の軽減，脱感作
　③リラクゼーション
　④嚥下反射や咳反射の誘発性の改善
　これらにより口腔清掃や食事の受け入れが良好になることも多い．

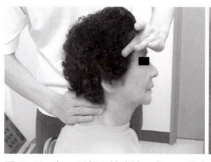
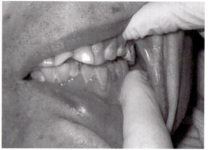

図5-61 左：頸部の按摩法．右：口腔内異常感覚を有する者への歯肉マッサージ（ガムラビング）

　口腔は非常に感覚の鋭敏な部位であり，異常感覚を持つ者や認知症患者では口腔内に触れると拒否されることが多い．刺激を与える際は頸肩部から口腔周囲へ，口腔内では臼歯部（遠心）から前歯部（近心）へと鈍感な部位から敏感な部位へと行っていくと良い（図5-61）．

（4）機能訓練の流れ

　運動は「遅く」から「速く」へ，「短く」から「長く」へ，「低負荷」から「高負荷」へ，「少なく」から「多く」へ，「単純」から「複雑」へ進めていくと良い．

　目的に応じて，速度，持続時間，負荷，回数，複雑性の設定を調節する必要がある．

6 口腔ケア後の確認，後始末

①バイタルサインおよび顔色や表情の変化の確認
②必要に応じて，元の場所への移動・移乗
③環境の回復

7 口腔ケア実施後の評価，記録，報告

1）本人および家族，介護者への報告

①認められた口腔内の問題点…介護者にも確認してもらう
②実施した内容
③実施して得られた効果
④日常的口腔ケアの指導，注意すべき点…必要に応じて介護者にも確認・実施してもらう

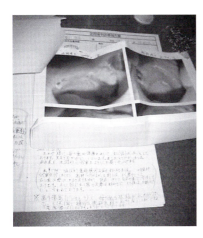

図 5-62 家族,他職種との連絡ノート
気になる所見は写真を添付して連絡した

⑤次回の予定

2) 他職種への連絡

報告や連絡は口頭と書面の両方で行うと伝わりやすい.写真なども添付すれば,なお理解を得られやすい(図 5-62).記録や報告書の控えは必ず保管しておく.

3 口腔ケアの用具

1 用具の選択

1）個人への専門的口腔ケアの場合
　要介護者一人ひとりの口腔の状態は様々であり，本人に合った用具を選択することが効果的，効率的な口腔ケアにつながる．

2）集団への口腔ケアの場合
　病院や施設などでは，各個人に合わせてすべての用具を揃えることは困難である．より多くの方が効果的，効率的，経済的に口腔ケアを実施できるための用具選択ができるように常日頃から情報を集め，試用しておくことが大切である．

2 各清掃法に用いる用具

　歯科基本セット（トレー，デンタルミラー，ピンセットなど）は専門的口腔清掃時に非常に有効なので是非準備しておきたい．

1）歯磨き法
（1）歯ブラシ（図5-63）
　歯ブラシは機械的清掃において最も基本的な用具である．歯に付着した歯垢や食物残渣だけでなく，口腔粘膜に付着している舌苔や残存上皮などの除去にも用いられ

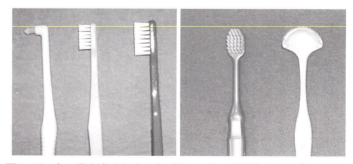

図5-63　左：歯を磨くための歯ブラシ，右：粘膜を磨くためのブラシ

● 第 5 章　口腔ケア ●

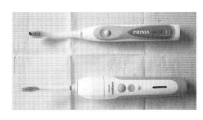

図 5-64　電動歯ブラシ．ブラシの形態やサイズ，振動速度や振動方向は様々である

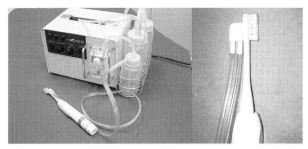

図 5-65　吸引付き歯ブラシ

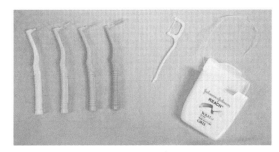

図 5-66　左：歯間ブラシ，右：デンタルフロスと糸ようじ

る．しかし，用途に応じたブラシ（サイズ，形態，硬さ）を選択しないと組織を損傷してしまうこともある．

（2）電動歯ブラシ（図 5-64）

電動歯ブラシを使用すると，短時間で効率的に清掃を行うことができる．脳卒中による麻痺や関節リウマチ，パーキンソン病などで歯ブラシを細かく動かすことが困難な者の清掃補助用具として用いられることもある．振動を利用した振動刺激訓練（機能的口腔ケア）にも活用される．

使用方法によっては歯肉，粘膜を傷つけてしまう危険性がある．

（3）吸引付き歯ブラシ（図 5-65）

吸引付き歯ブラシは，歯磨き中の水分の吸引が同時にできる．口腔清掃中の誤嚥防止に効果的である．

（4）歯間ブラシ，デンタルフロス，糸ようじ（図 5-66）

歯間ブラシ，デンタルフロス，糸ようじは，隣接面う蝕や歯周病の予防に効果的な

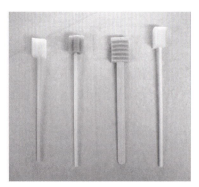
図5-67 スポンジブラシ
スポンジ部分の形態や大きさ，柄の材質や長さなど様々である

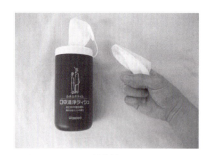
図5-68 口腔清拭用ティッシュ

用具である．清掃時には歯肉，粘膜を傷つけないよう使用する．歯間ブラシのブラシ部分には汚れが付きやすいため，随時汚れを落としながら行うことが大切である．

　歯ブラシのみの口腔清掃より清掃状態，爽快感が著しく向上する．日常的口腔ケアでは歯間部の清掃まで手が回らないことが多く，専門的口腔ケアでは是非実施したい．

2）口腔清拭法
（1）スポンジブラシ（図5-67）
　歯ブラシに比べて当たりが柔らかいので粘膜の清掃に利用される．残存上皮や舌苔の除去能力は歯ブラシに比べると劣る．
　スポンジ部分で水分を吸収することができるので，口腔清掃中の吸引器の役割も果たす．湿らせて使用すれば粘膜への加湿を行うこともできる．
　異常感覚の除去・軽減や過敏症状の脱感作，頬のストレッチといった機能的口腔ケアにも活用される．
（2）口腔清拭用ティッシュ（図5-68）
　口腔清拭用ティッシュは指に巻いて使用されることが多く，力の加減がしやすい．簡便に使用できるので日常的口腔ケアに用いられることが多い．指に巻いて使用する場合は到達性に難があり，指を噛まれる危険性もある．
（3）口腔保湿剤（口腔湿潤剤）（図5-69）
　口腔内を一時的に湿潤した状態に保つことができる．流動性の高いスプレーや洗口液タイプと流動性の低いジェルタイプがあり，要介護者の状態に合わせて選択する．
　口腔乾燥の改善により義歯の安定性向上や口腔カンジダ症の軽快を得られることがある．

● 第5章 口腔ケア ●

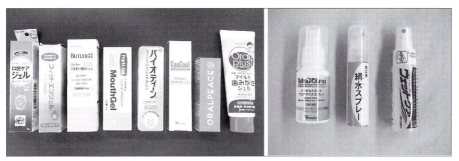

図5-69 口腔保湿剤，左：ジェルタイプ，右：スプレータイプ

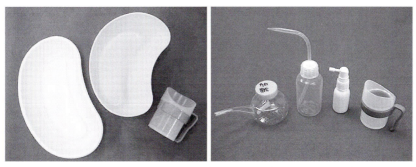

図5-70 左：ガーグルベースンとコップ．右：上を向くことなく水分を含めるように工夫された用具

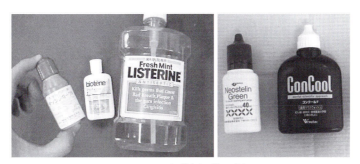

図5-71 含嗽剤，洗口剤

3）洗口法，口腔洗浄法（図5-70）

（1）ガーグルベースン（うがい受け），コップや吸い飲みなど水分を含むための用具（洗口法，口腔洗浄法（p.171）参照）．

（2）含嗽剤，洗口剤（図5-71）

口腔・咽頭粘膜の消毒，収れん，止血，粘膜の溶解作用などにより炎症性疾患の治療や予防に用いられる．

殺菌消毒薬，抗生物質または抗炎症薬などを主成分として，これに若干の芳香剤な

185

どが添加されている．口腔内に使用できる消毒薬は多くはない．
〈有効成分に基づく分類〉
　a．ヨード製剤：口腔内の消毒や感染の予防
　b．界面活性剤製剤：口腔内の消毒や感染の予防
　c．抗生物質製剤：口腔内の消毒や感染の予防
　d．アズレン製剤：創傷治癒の促進および炎症組織の直接的な消炎[7]

　人工呼吸器関連肺炎に有効な口腔内消毒薬として，CDC（米国疾病予防センター）では0.12％グルコン酸クロルヘキシジン（CHG）の使用を推奨している．しかし，CHGはアナフィラキシーショック発生の危険性もあり，日本では口腔への使用が禁忌となっている．市販されているCHGを主成分とする洗口剤（コンクール®など）の使用は問題なく，ほぼ同等の効果が期待できる[10]．
　7％ポビドンヨードは，広く口腔ケアに使用されているが肺炎予防効果については明らかではない．また，ヨウ素過敏症の者への使用は禁忌である[10]．
　様々な消毒液の中から症状に合ったもの，専門医に処方されたものを使用する．イソジンガーグル®（ポビドンヨード），含嗽用ハチアズレ顆粒，アズノールうがい液，ネオステリングリーン®（塩化ベンゼトニウム）などは処方可能である．
　また，洗口剤は，口臭予防を謳うものが数多く販売されているが，ブラッシングとの併用が原則である．洗口のみではブラッシングと同等の効果は期待できない．
　口腔乾燥や口腔内の炎症が強い者には，消毒薬やエタノールを含む刺激性のある含嗽，洗口剤の使用は避けなければならない．

4）その他の用具

（1）開口補助用具

　一定時間，口を開けていることが難しい者に使用する．舌側を磨く時に歯ブラシや指が噛まれてしまうのを防止できる．要介護者の開口時の筋疲労を軽減できるが，無謀な使用や長時間の使用は顎関節脱臼の危険性もあるので避けた方が良い．
　図5-72のオーラルバイトやチューブの他に金属性の開口器やバイトブロックなどがある．金属性の開口器は，誤って口腔内を傷つけたりズレたりしないために，ガーゼを巻くなどして用いると良い．バイトブロックは小さく，誤飲しやすいので口腔内に落した際にすぐ取れるよう紐などで結んでおく．

（2）吸引器（図5-73）

　嚥下機能の低下している者や，咽頭の痰や貯留物を自分で除去できない者に用いる．安全で効果的な吸引のためには経験を要する．吸引圧のコントロールや使用するチューブの材質，形態（先端や吸引孔），径，長さの選択なども重要である．

● 第5章　口腔ケア ●

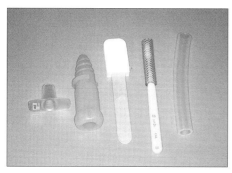

図5-72　様々な開口補助用具

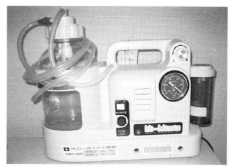

図5-73　吸引器

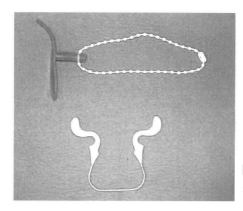

図5-74a
上：マウスエイド®
下：インリップス®

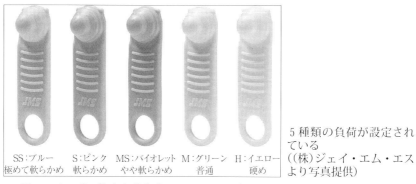

SS：ブルー	S：ピンク	MS：バイオレット	M：グリーン	H：イエロー
極めて軟らかめ	軟らかめ	やや軟らかめ	普通	硬め

5種類の負荷が設定されている
（(株)ジェイ・エム・エスより写真提供）

図5-74b　舌の筋力を強化するトレーニング用具
　　　：ペコぱんだ

（3）口腔機能訓練に用いる用具（一例，図5-74）

自動抵抗運動や他動的ストレッチに用いられるものが多い（機能的口腔ケア p.177参照）．

187

4 義歯

1 観察

1）義歯の確認

　（1）義歯の破損の有無
　（2）義歯の汚れ具合，義歯安定剤の使用の有無

　義歯に付着した歯垢（デンチャープラーク）や歯石，食物残渣を確認する．歯垢や歯石の付着状態から日頃の清掃状態を，食物残渣の付着状態から口腔機能の低下や義歯の不適合を把握することができる（図5-75）．

　粘膜調整材や義歯安定剤の使用の有無についても確認しておきたい．長期間使用している粘膜調整材は硬く表面粗糙になり，不衛生かつ粘膜を傷つける危険性が高い．また，水溶性の義歯安定剤は唾液などにより徐々に溶けて口腔〜咽頭に付着し，同部の不衛生や違和感を誘発することがある．

　義歯不適合のため長期間安定剤を使用している者は歯科を受診して義歯調整が必要である．

2）義歯取り外し後の口腔粘膜や鉤歯の確認

　（1）義歯性線維腫や義歯性潰瘍，クラスプ周囲の粘膜損傷（図5-76〜78）
　（2）義歯性口内炎（口腔カンジダ症）（図5-79）

　不潔な義歯がカンジダ菌の温床となっていることが多い．

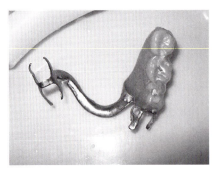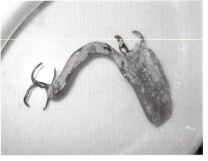

図5-75　左：一見清掃状態良好に見える義歯．右：裏返してみると義歯粘膜面に多量の食物残渣が付着していた

●第5章 口腔ケア●

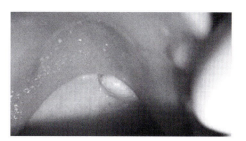

図5-76 床後縁付近にできた義歯性線維腫

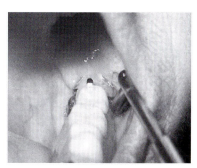 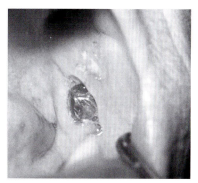

図5-77 頰粘膜へのクラスプの食い込み　図5-78 義歯を取り外した後の
粘膜の状態

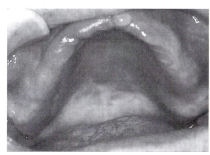 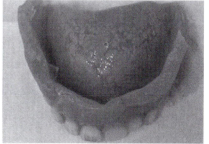

図5-79 左：慢性萎縮性口腔カンジダ症．右：装着されていた義歯
（阪口英夫先生より写真提供）

（3）鉤歯のう蝕や歯周疾患

2 清掃

1）機械的清掃

　義歯ブラシや歯ブラシを用いて流水下で食物残渣とデンチャープラークなどのヌメリを除去する（図5-80）.

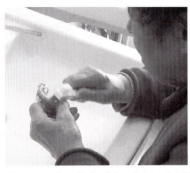
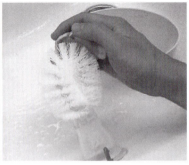

図5-80　左：義歯ブラシを用いた清掃．右：自助ブラシを用いた清掃．片手で清掃することができる

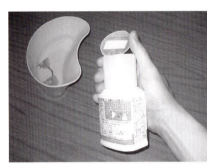
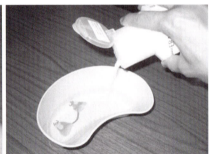

図5-81　片手で使用できる義歯洗浄剤

2）化学的清掃

　義歯表面やクラスプ周囲の細かい凹凸に入り込んだ汚れや細菌，臭いの除去に義歯洗浄剤を用いた化学的清掃が有効である（図5-81）．

　機械的清掃が困難な者では，定期的に化学的清掃を実施することで汚れの貯留を防ぐことができる．

　市販されている義歯洗浄剤は基本的に過酸化物系，次亜塩素系，酵素系の3つである．

　（1）過酸化物系

　成分中の発泡剤の泡による機械的作用と，過酸化水素などの酸化力を利用して義歯の汚れを除去する．カンジダ菌を除去するにはやや効果が弱い．

　（2）次亜塩素系

　有機物を溶かすので殺菌力は強いが，クラスプの変色やプラスチックの脱色を起こす可能性があり長期間の使用には適さない．

　（3）酵素系

　タンパク分解酵素を含み，細菌や微生物を除去しつつ義歯の材質を損なうことはな

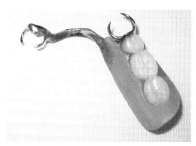
図5-82 日頃義歯洗浄剤を使用していない者の義歯

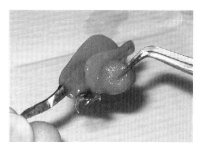
図5-83 義歯の染め出しを実施

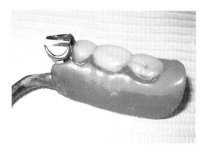
図5-84 染め出し後の義歯

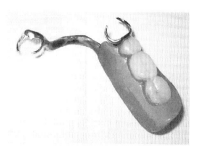
図5-85 付着していた汚れが明視化された

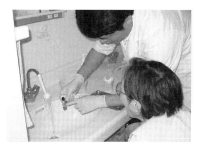
図5-86 ブラシを用いての機械的清掃の重要性は染め出しを行うと理解を得られやすい

い．しかしヤニや茶シブのような表面に頑固に付着しているものに対しては弱い[7]．

　義歯使用者からの義歯洗浄剤に関する質問は多い．適切な説明と用途に合った洗浄剤の選択ができるよう日頃から情報を集め知識を深めておく必要がある（図5-82〜86）．

　認知症患者では義歯洗浄液や錠剤の誤飲が起こり得るので注意が必要である．

　義歯清掃の基本は，機械的清掃であることを押さえておきたい．洗浄剤の効果が到達するのは汚れの表層だけであり，堆積したデンチャープラークなどは機械的に清掃しなければ除去できない．

口腔カンジダ症が認められる者には，機械的清掃に加えて抗真菌作用のある義歯洗浄剤を用いた化学的清掃が有効である．1回／1～2日は使用することを指導する．

3 義歯の取り外し

　義歯床下粘膜の安静を図るためには，1日に一定時間は義歯を外しておく必要がある．しかし，要介護者の中にはほとんど実施していない者もいる．取り外しが確実に実施されるためには，要介護者だけでなく介護者にもその必要性を理解してもらい協力を得ることが大切である．納得できる説明と実施し得る方法の提案を行えるようになりたい．

　睡眠中の義歯誤飲の予防も含め，「就寝時の義歯の取り外し」がよく指導されている．しかし，睡眠中に発災して義歯を紛失することに不安を抱き，取り外しを拒む者も多い．そのような場合は「起床している日中に数時間取り外す」ことを指導しても良い．要介護者の気持ちや生活環境に合わせ柔軟に対応していくことが大切である．

4 保管方法

　義歯の保管については，紛失と乾燥による変形の防止に注意を払わなければならない．

　要介護者が外した義歯を一時的にハンカチやティッシュで包んで保管している場面をよく目にする．ティッシュに包まれた義歯は誤って捨てられてしまい，紛失する危険性が高い．

　水をはった専用容器（名前付きの義歯ケースなど）での義歯保管を習慣化することにより，紛失と乾燥による変形を防ぎ長期間安定して義歯を使用することができる．

口腔清掃を中心とした口腔ケアを行う際の留意事項

　要介護者は身体的・精神的に機能の低下を伴っていることが多く，口腔ケアを行う際に偶発症が起こる可能性が高い．

　口腔清掃の実施に際しては，心身の状態を的確に把握し，安全で安楽に，そして効果的に行う．

　安楽を阻害する因子としては疼痛，不快感，不安，環境衛生上の問題（騒音，臭気，振動など）があり，その軽減に努めなければならない[5]．

1 口腔清掃時の主な問題点と対応

1）感染

要介護者はその全身状態や病態から感染症に罹患しやすい．

要介護者→要介護者，要介護者→介護者→要介護者への感染を防ぐ．

（1）要介護者の感染症の有無の確認

MRSA, 結核, 肝炎(HBV, HCV), HIV, 梅毒, 疥癬, ノロウィルスによる感染性胃腸炎など

（2）手洗いとうがいの実施，手袋とマスクの着用，眼鏡やガウンの着用

（3）器具の消毒・滅菌

（4）医療廃棄物の適正な取り扱い

2）損傷

（1）全身状態と口腔内状態の確認

（2）的確な術式の選択と実施

①介護者の指噛まれ対策

　・グローブの使用

　・開口補助用具の使用

②義歯や清掃用具による歯や粘膜損傷予防

　・義歯を装着するときは麻痺側から先に入れる．

　・清掃用具やクラスプによる粘膜損傷に注意する．

③咽頭吸引時の口腔，鼻腔や咽喉頭粘膜の損傷予防

適切な吸引操作（手技，チューブの径，挿入長，吸引圧，吸引時間など）の実施
（3）安定した姿勢の調節
（4）視野の確保（ライトや開口補助用具の使用）

3）誤嚥・誤飲
（1）全身状態と口腔機能の確認
①嚥下機能の確認
②要介護者の口腔への刺激による催吐性の確認
③脱落の危険がある動揺歯や不良補綴物の固定
（2）的確な術式の選択と実施
（3）安全な姿勢の選択（姿勢の選択 p.157 参照）
①安全な洗口（洗口法 p.172 参照）の実施
②清掃中は開口状態を長く維持させない．
③清掃中の水分の使用には十分に注意を払う．
　嚥下機能低下者に対する流動性の低い口腔保湿剤の活用．
④口腔内の食物残渣や痰，残存上皮などを咽頭へ押し込まないように気をつける．
⑤必要に応じて吸引を実施する．
※誤嚥時の対応については後述する偶発症を参照のこと．

4）偶発症
（1）全身状態の観察
（2）的確な術式の選択と実施
（3）緊急時の対応の習熟
①顎関節脱臼

習慣性脱臼患者は自分で整復できることが多い．できない場合には歯科医師等による整復を依頼する．脱臼時に適切な判断，冷静な対応ができるように普段から顎関節の位置や動きを確認しておく．

②異物の口腔内への落下，誤飲，窒息，誤嚥

口腔内の清掃中，口腔内に異物（脱落歯や補綴物，器具の破片など）が落下した際は口を閉じさせず（嚥下させず），横や下を向かせて指で取り出す（指拭法）か吐き出させる．決して滑りやすい器具で掴んではいけない．

咽頭に落下してしまった場合は，咳による異物の吐き出しをさせる．異物による窒息の可能性がある時は，上腹部の圧迫（ハイムリック法）や小児の場合，逆さにして背中を叩くことで排出されることがある．

除去できない時は状態を観察し，苦しがったり（呼吸困難），顔色や呼吸の変化がないか確認する．窒息や誤嚥の可能性がある時はすみやかに救急車の要請や専門医に摘出依頼をする．

消化器系への誤飲の場合は大抵数日で排泄されるが念のためエックス線で検査確認する．近年，よくみられるようになったノンクラスプ義歯はエックス線検査で確認できないことが多いので注意が必要である．便を確認し，1週間以上排泄されない時には摘出が必要になる場合がある[11]．

③清掃中の唾液，水分や汚物の誤嚥

口腔内清掃中の唾液，水分や汚物を誤嚥した際は，咳による喀出を促す．喀出困難な場合は，体位変換を行い喀出のサポートをする．喀出したものが咽頭に停滞し口腔外に排出できないときには咽頭吸引による除去を試みる．呼吸困難が続くようであれば専門医の受診を行う．

喀出，除去された時は安静を維持し呼吸状態が落ち着くのを待ってから清掃を再開する．以下に偶発症の対応をまとめる．

a．冷静に対応し，被害を最小限にとどめる．
b．対応法や協力医療機関との連携をあらかじめ準備しておく．
c．家族（キーパーソン）への連絡，説明を行う．
d．適切な事後の対応，ケアを行う．
e．発生の状況や対応法を記録しておく．

（粟屋　剛）

文　献

1) 阪口英夫，足立三枝子，鈴木俊夫：多職種のための口腔ケアー期待される介護ー，口腔保健協会，東京，2001．
2) 阪口英夫：要介護高齢者における口腔ケアーアセスメントからケアプラン作成までー，Mebio，23(11)：144〜149，2006．
3) 日本歯科衛生士会編：歯科衛生士が行う要介護者への「専門的口腔ケア」ー実践ガイドラインー，日本歯科衛生士会，東京，1999．
4) 新庄文明，植田耕一郎，牛山京子，他：介護予防と口腔機能の向上，医歯薬出版，東京，2006．
5) 渡邉　誠，岩久正明：歯科衛生士のための高齢者歯科学，永末書店，東京，2005．
6) 植田耕一郎：脳卒中患者の口腔ケア，医歯薬出版，東京，1999．
7) 河合　幹，亀山洋一郎，山中克己，他：口腔ケアのABC−QOLのためのポイント110−，医歯薬出版，東京，1999．
8) 阪口英夫：要介護高齢者における口腔ケアと口腔粘膜疾患，Mebio，21(8)：126〜130，2004．
9) 行岡秀和：根拠に基づく口腔ケア，Expert Nurse，17：29〜34，2001．
10) 岸本裕充：実践的・口腔ケアの技術，Expert Nurse，17：32〜34，2001．
11) 覚道健治，平井義人，前田芳信：歯科臨床研修マニュアル　起こりうる問題点と解決法．（第1版），永末書店，京都，2002．

第6章
歯科衛生士のための基礎知識

1 各種医療職による協働アプローチ

1 はじめに

　摂食嚥下障害患者への対応において，在宅・病院・施設等の医療現場では多職種協働でアプローチし，各医療職種がそれぞれの特性を活かしたアプローチを行いながら対応することが望ましい．

　摂食嚥下障害患者へのアプローチを行う際，歯科衛生士にとって他医療職種と情報の交換・共有を行い，得た医療情報を有益な情報にするためにも必要な知識が多くある．

　ここでは歯科衛生士が医療現場において摂食嚥下障害患者に対応する際に必要な医療情報や知識，実際の手技に関し検討する．

2 回復過程に合わせた口腔ケア

　介護保険が施行され，社会資源が整備され医療と介護・福祉の役割の明確化，医療の中でも，急性期医療と回復期，慢性期医療や維持期医療の役割分担が進んでいる．またこれらを背景に，今後さらに加速する少子高齢化に対応（特に高齢化へ）するために地域包括ケアシステムを市町村の中学校区単位で，地域支援事業から始まる急性期から維持期，あるいは在宅期に及ぶ医療・介護・福祉の連携体制を構築し，地域の人々の生活を支える施策が策定されている．

　摂食嚥下障害患者は全身状態の回復状況に合わせ，これらの医療・介護現場（病院から施設，今後さらに在宅へ）を移り変わって行く．

　歯科衛生士が摂食嚥下障害患者に医療・介護現場で対応する際に，まず医療・介護・福祉全体の施策的区分や位置づけを理解し，そこで行われている医療・介護・福祉サービスを理解した上で，サービスに歩調を合わせた口腔ケア等の歯科的対応を提供することが，患者にとって「安全」「安心」で納得・満足が得られる対応となり，医療事故等のリスク管理への第一歩になる．

　図6-1は疾患発症後の回復過程と生活現場の変化と，それに対応する歯科的対応（口腔ケアの目的）を示している．

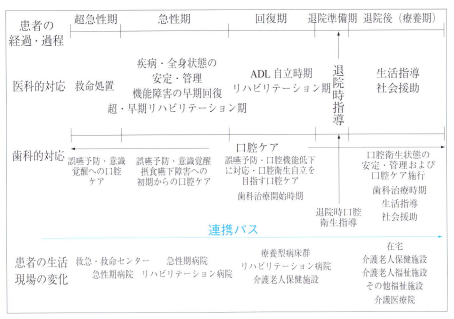

図6-1 患者の回復過程に合わせた口腔ケアの目的とその他の対応

1）地域連携パス

　介護保険等によって整備された社会資源を基に，平成18年度より地域支援事業が施行された．この地域支援事業の中でも平成20年度より急性期から維持期および在宅までを繋げる地域連携パスが作成されている．

　地域連携パスは，患者ごとに急性期から在宅までの対応内容とおおよその期間を，疾患別（当初はがん・脳血管疾患・糖尿病・心疾患の4疾患のみであったが現在疾患に関係なく作成されることが推奨されているが，年々作成率が低下傾向である）に患者個別に作成するものである．患者が移り行く各医療施設での対応内容とおおよその期間が記載されている．

　効果的でシームレスな歯科的対応を行うには地域連携パス内に歯科的対応である口腔ケアなどの実施計画が含まれることが望ましい．口腔ケアは急性期から回復期，在宅を含めた維持期までの歯科的対応の連携をつなぐ重要なキーワードである．

　医科的・歯科的対応において口腔ケアは，急性期・回復期（慢性期）・維持期の各期において重要である．図6-2に示すように口腔ケアは各期における全身の回復状況によって目的が変化する．

2）急性期の口腔ケア

　急性期における歯科的対応は，患者は疾患の発症直後であり，まず疾患自体の症状

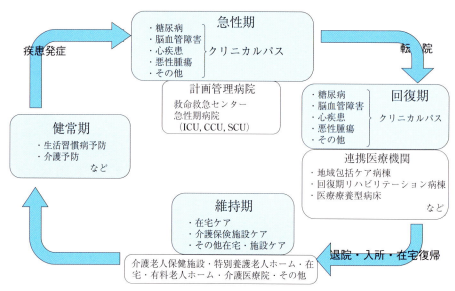

図6-2　患者の流れに合わせた地域連携パスのイメージ

の改善・安定を目指す時期であり，生命維持等重篤な症状からの脱却・回復を目指す時期である．

　歯科的対応においても口腔内を清潔に保つ目的の口腔ケアはもちろん，誤嚥性肺炎予防目的，口腔粘膜からの中枢神経系への求心性刺激による意識レベルの改善目的等で行う．

　現行での医療制度下で急性期（医療施設）での対応期間は1～4週間である．急性期に可能な限り早期に離床を促し栄養への配慮と合わせて活動（運動）を行うことは，廃用やサルコペニア予防に繋がり，以後の口腔・嚥下障害を含めた心身機能障害の回復に大きく影響を与える．参考までに，臥床期間が身体状況に及ぼす影響に関し列挙する（表6-1）．

3）回復期の口腔ケア

　急性期後，疾患による急性症状が安定し，疾患発症後の障害（後遺症）からの回復を目指す期間が回復期となる．回復期では医科的対応として各種リハビリテーションが行われる．摂食嚥下障害へのリハビリテーションも回復期早期の段階からアプローチされる．摂食嚥下障害をもつ患者は，他にも合わせて障害がみられることが多く，それら他の障害へのアプローチ（各種リハビリテーション：理学療法・作業療法・言語聴覚療法など）と同調した口腔を含めた摂食嚥下障害への対応が効率的かつ有効な対応である．

表6-1 ベッド上安静による廃用症候群

筋力低下	1週間で15〜20％減，3週間で50〜60％減 1日安静による筋力低下の回復には1週間を要す 1週間安静による筋力の回復には1カ月を要す
体力低下	運動時の1回心拍出量　↓　心拍数　↑ 筋肉の酸素利用　↓ 2週間で10％，1カ月で20％減
起立性低血圧	長期臥床により，自律神経機能障害をきたす
その他	拘縮，褥瘡，排尿障害，認知機能

　回復期での期間は原疾患にもよるが1カ月〜半年である．またこの時期が積極的な歯科治療の開始可能時期で，歯科的対応も患者の障害の状態に合わせて行う．そのためにも障害の把握が重要であり，各医療職が行う身体状況や神経心理学的検査等の内容を理解しておくことが有益な情報となり，障害状況の把握に繋がる結果，効果的歯科的対応可能となる．

3 身体障害の理解と把握

　脳血管障害患者の障害回復過程モデル（脳卒中モデル）に合わせ，障害の出現過程とともに障害に関し説明する．脳血管障害の回復過程を理解することが，他の疾患によってみられる障害の出現状態と同様あるいは類似した場合が多いため，摂食嚥下障害に合わせ出現する障害の把握につながる．摂食嚥下障害はこれら出現する障害によって大きく影響をうける．

　図6-3は脳血管障害発症患者における障害のおおよその出現順序と，問題となる障害への対応順位を合わせ示している．歯科衛生士が医療現場において積極的に関わる必要のある摂食嚥下障害も含まれている．障害とその特徴，またその対応について図6-3に合わせて説明する．

1）意識障害

　脳卒中等の疾患の発症後，発症当初の身体的症状は，意識障害によりほぼ「寝たきり」であり，リハビリテーションやその他さまざまな処置を行えないことが多い．このような場合まず問題となる意識障害改善へのアプローチを行う．意識障害改善目的の歯科的アプローチとして，口腔ケアは重要なアプローチの一つである．この時期の栄養補給は経管栄養によることが多い．

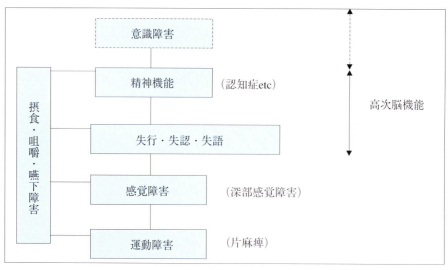

(竹内孝仁：脳卒中のリハビリテーション看護, メディカ出版, 1999)

図6-3　脳血管障害発症により脳損傷をうけた場合の機能障害の出現順位と対応課題

2）精神機能障害

　意識障害からの改善がみられると，次の対応課題となるのが精神機能の障害である．精神機能障害とは，知能低下や記憶障害，感情障害（情緒不安定，感情異常etc）のことであり，また「認知症」も精神機能障害に含まれる．この時期，精神機能障害の改善を目的としたアプローチを行うが，各種リハビリテーション（以後，理学療法をPT，作業療法をOT，言語聴覚療法をSTとする）が開始されることも多く，それぞれのセラピストと連携をとることにより，医学的情報や心身機能障害のより正確な情報が得られやすい．

　精神機能障害が顕著となる時期は，歯科治療を行えないことも多く口腔ケアのみでの対応を行うことも少なくない．また，知能低下や認知障害，認知症による摂食嚥下障害が顕著化することも多いため，口腔ケアや歯科的な処置を行う際，誤嚥予防には十分な注意が必要である．

　精神機能障害，中でも認知障害（認知症とはいえない）や重度の認知症の場合，食事時に食物を食べ物であると認知できないために，口に含んでも噛まない，飲み込まない，口の中に食べ物が残ったままになっているなどの症状がみられることも多い．このような場合，栄養状態が悪化しやすく，経口摂取のみでの栄養補給は困難になることも多い．

3）高次脳機能障害

　精神機能障害が改善・安定し，あるいは代償的な対応法等で対応が行えるようになった場合，次の対応課題となるのが，一般的にいわれる高次脳機能障害（広義の意味では精神機能障害も含まれる）の「失行・失認・失語」である．

（1）失行

　失行とは「学習された動作の遂行障害」と定義されている．失行は一側または両側の上下肢，口・顔面，構音（発語）のいずれか，または複数にわたり様々な様相を呈し出現するが，主に失行の現れる部位および課題（指示）の種類によって分類される．歯科口腔領域においてしばしば問題となるのが口・顔面失行と嚥下失行である．口・顔面失行とは「無意識のうちに食事時等において咀嚼でき，舌による口唇なめ等の行為は可能であるが，他者の指示によっての開閉口，舌の突出，口唇なめ等ができない状態」をいう．嚥下失行も同様に他者の指示による嚥下（"ごっくん"）ができないことをいう．このように，術者の指示が理解できない状況では，歯科治療は困難なことも多い．

（2）失認

　失認とは，視覚，聴覚，触覚の機能に問題はないが，それが何であるかが理解できない症状のことをいい，物品や人，場所，空間等の認知ができないことである．失認はその感覚様式によって，視覚失認，聴覚失認，触覚失認，その他に相貌失認等に分類されるが，ここでは臨床上問題となることの多い劣位半球損傷患者（右利きの人が右脳を損傷した場合，通常左側麻痺を伴う）における「半側空間無視（失認）」「半側身体無視（失認）」について述べる．

　「半側空間無視（失認）」とは，患者自身の左側にある物品や障害物を認知できないばかりでなく衝突することや，麻痺肢（この場合左側）への無視（麻痺している自覚がない状態），あるいは左側の空間にある「物」の存在や配置，その距離等が認知できないことをいう．「半側身体無視（失認）」がみられる場合には半側空間無視を合併していることが多く，半側身体無視（失認）とは患者自身の体の半分を意識（自分の体の左側半分がない状態，認知できない状態）できないことをいう．これらにより患者は病識（患者自身の障害への自覚）がない状態のため，回復への意欲低下をきたす（障害への自覚がないため，自身による障害への回復意欲が起こりようのない状態）．また，患者の日常生活動作（ADL）にも大きく影響（患者自身左側の身体・空間を認知できないため，歩行が安定しない，車椅子での自走ができない，歯磨きができない，あるいは磨き残しがあるなど）を及ぼす．このような場合，患者自身の半側の障害への自覚がまず重要であり，障害への自覚を促す目的で歯科的処置を含め各種医学的アプローチは麻痺側（無視側）より繰り返し行う必要がある．

（3）失語症

　失語症とは脳損傷によって起こる言語機能の喪失あるいは障害をいう．また規則に従って語句を選択し，順序だててならべることによって思考を表現することの障害である．

　実際には
　　①物の名前がいえない呼称障害
　　②相手のいっていることがわからない理解障害
　　③文章が書けない
　　④文字が読めない
などの症状が一つでもあれば失語症となる．

　失語症で問題となるのは，コミュニケーション能力を欠くことによって，対人接触から患者を遠ざけ孤立あるいは孤独をもたらし，社会生活から隔絶させてしまう可能性がある．

　失語症であっても歯科治療は十分に可能であるが，前述した理解障害がある失語症では困難な場合もある．

　臨床上これら高次脳機能障害を改善・回復できるか否かによって以降の問題となる障害の回復に大きく関与することが多く，歯科治療においても高次脳機能の改善・回復は大きな分岐点となり，改善・回復がみられた場合にはより積極的な歯科治療が可能となる場合が多い．

　構音障害がみられる場合（ろれつがまわらない様子），構音機能は嚥下時に機能する諸器官と同様なため，嚥下障害も疑われる．構音障害や嚥下障害からみられる誤嚥症状にも十分に配慮が必要である．

4）感覚障害

　次に全身状態回復に影響を及ぼす障害は「感覚障害」である．

　人の感覚には，「特殊感覚」と呼ばれる視覚・聴覚・味覚などと，「体性感覚」といわれている触覚・痛覚などがあるが，このうち問題となることが多いのは，関節の位置感覚や運動感覚からなる「体性感覚」の一つである深部感覚である．この深部感覚は姿勢保持や歩行のバランス，手指動作の巧緻性や動作の正確さを支配しておりADLに大きな影響を及ぼす．歯科治療時においては座位保持ができない，体幹（体の中心）が安定しないなどの症状が治療を困難にすることが多い．歯科・口腔領域においてはADLへの影響も問題であるが，深部感覚の障害による摂食嚥下障害が問題となることが多い（摂食機能療法の間接的訓練であるアイスマッサージや，歯科で行う口腔ケア等はこの深部感覚の回復に効果的であるといわれている）．

5）運動障害

障害への対応で最後にアプローチされるのが運動障害（片麻痺が多い）である．高次脳機能障害や深部感覚障害がなく，運動障害のみがみられる場合は患者自身の回復能力によって問題が解決されることが多い（早期に社会復帰し，その場所・場面で問題を解決する必要がある）．

6）各種身体機能検査

参考に各種医療職が，臨床において病院・施設等で使用することの多い，障害等の把握の目的で行われる評価法や検査の内容について一覧（表6-2）に示す．また，他職種との情報交換の際に共通指標となることの多い検査である．

表6-2　各種身体機能検査

	検査名	評価内容	評価基準
意識障害	JCS（Japan Coma Scale）	Ⅰ-1〜3：覚醒している Ⅱ-10〜30：刺激で覚醒 Ⅲ-100〜300：刺激で覚醒しない	覚醒の程度を9段階で評価．数値が大きい程重度．わが国で広く普及しているが，言語や身体の動きを評価に含むため，適さない患者もいる
	GCS（Glasgow Coma Scale）	・開眼　E1〜4 ・言葉による応答　V1〜5 ・運動による応答　M1〜6の観察項目についてそれぞれ，4，5，6点満点で判定．各項目の合計得点を指標としている	頭部外傷の予後評価に有効．合計得点3〜8で重度，9〜13で中等度，14，15点が軽度
知的機能	改定長谷川式簡易知能スケール（HDS-R）	9項目で評価．20点以下が認知症の可能性あり．30点満点	非常に広い範囲で用いられている．記憶・見当識などを中心に評価．おおまかな知能障害の有無とおおよその程度を判定できる
	N式精神機能検査	100点満点．95点以上：正常，80〜94点：境界，79点以下：認知症疑い	記憶・見当識，計算の他に概念構成，図形模写，空間認知，運動構成機能なども加えて，広範囲に知的機能を測定
	MMS（Mini-Mental-State）	30点満点．20点以下で認知症の可能性あり	記憶・見当識以外にも図形模写等も加えて，より広範囲で知的機能を測定

知的機能	レーブン色彩マトリックス検査	A，AB，B，各12項目36点満点	実施方法が簡単で，言語や複雑な運動能力，視空間情報の高度な分析などを必要としない．言語を介さないため，失語症患者の知的機能を測るのに有効
	コース立方体組合せテスト	IQ算出	6歳～成人までの知能を測る．ブロックを使用して模様を構成．非言語形式のテスト．視空間失認や構成障害のある場合には程度をみる
	WAIS-R知能検査	動作性IQ，言語性IQ，全検査IQが算出可能	16歳以上の成人の知能評価．すべてを実施するにはかなり時間がかかる
記銘力・記憶	三宅式記銘力検査	有関係，無関係の対語10組を記憶	記憶力，中でも新たな学習能力を評価
	ベントン視覚記銘検査		視覚認知，視覚記銘，視覚構成能力の評価
	リバーミード行動記憶検査		日常生活における記憶障害を見い出し，治療による変化を観察．記憶障害が日常生活にどのように影響しているかを包括的に評価
	日本版 ウエクスラー記憶検査		記憶の主な側面を包括的に評価する
ADL	FIM（機能的自立度評価法：Functional Independence Measure）	運動13項目，認知5項目について1～7点の7段階評価．最低18点の最高126点	「しているADL」を評価して採点する
	Barthel Index（基本的生活動作）	食事動作，移乗動作など10項目について，自立，部分介助，全介助の3段階で評価．各段階を0，5ないし10，10ないし15点で換算．合計0～100点で評価	「できるADL」を評価
	SIAS（脳卒中機能評価：Stroke Inpairment Assessments Set）	9種の機能障害に関する22項目について，各項目3あるいは5点満点で評価．総得点62点．機能障害を多面的に評価	運動機能にとどまらず，多面的に機能障害を評価．検者一人で短時間で評価可能．非麻痺側機能も評価する
精神機能	SDS（自己評価うつスケール：Self-rating Depression Scale）		うつ病患者における重症度評価とうつ病，うつ状態に対する治療効果の評価の目的で開発された

精神機能	BIT （行動性無視検査：Behavioural Inattention Test）		半側空間無視を対象に考案された．上位検査として通常検査と，行動検査がある
身体機能	ROM （関節可動域：Range Of Motion）		関節が可動可能な角度を関節可動域という．随意的な運動が正常になされるには，神経，筋，関節に障害がないことが必要である．ROM測定で関節を動かす方法には，被験者自身が能動的に動かす自動ROMと，検者が他動的に動かす他動ROMとがある
	MMT （徒手筋力テスト：Manual Muscle Testing）		検者が徒手的に抵抗を与え被験者の筋力を測定するものである．筋力低下の有無，筋力低下の部位や程度を明らかにすることができる．測定できるのは瞬発力である
	Brunnstrom		中枢神経損傷による片麻痺者の回復過程で発現する共同運動に焦点をあてたもの．共同運動から分離して随意的にどれだけ運動が可能であるかをみる
	STEF （簡易上肢機能検査）		対象疾患を特定しない一般的な上肢機能検査．特徴としては，動作能力のうち，動きの速さに焦点があてられている
その他	障害老人の日常生活自立度（寝たきり度）判定基準	生活自立：ランクJ 　何らかの障害等を有するが，日常生活はほぼ自立しており独力で外出する 　1．交通機関等を利用して外出する 　2．隣近所なら外出する 準寝たきり：ランクA 　屋内での生活はおおむね自立しているが，介助なしに外出しない 　1．介助により外出し，日中はほとんどベッドから離れて生活する 　2．外出の頻度が少なく，日中も寝たり起きたりの生活をしている 寝たきり：ランクB 　屋内での生活は何らかの介助を要し，日中もベッド上での生活が	生活自立，準寝たきり，寝たきりの3段階で評価

その他	主体であるが座位を保つ 　1．車椅子に移乗し，食事，排泄はベッドから離れて行う 　2．介助により車椅子に移乗する **寝たきり：ランクC** 　1日中ベッド上で過ごし，排泄，食事，着替において介助を要する 　1．自力で寝返りをうつ 　2．自力では寝返りもうたない

4 口腔機能を向上させる機能訓練法について

　回復期に必要となる歯科的対応として，口腔機能を向上させる機能訓練的口腔ケアである．機能訓練的口腔ケアは摂食嚥下障害リハビリテーションの間接訓練法とも共通し，歯科衛生士が行う摂食機能療法（摂食嚥下障害リハビリテーション）での重要な対応法である．ここでは，機能訓練法の基本的な考え方と訓練法について説明する．

　ここでの口腔機能訓練の目的は，安全かつスムーズに食事をする際に重要な役割を果たす嚥下圧の発生を主に，食事時に機能する口腔諸器官を可能な限り健常な状態に改善し維持していくことである．

　嚥下圧の上昇は，人が食塊を口腔から咽頭へ送り込み，飲み込む際に必要な現象である．食事時の嚥下圧の役割について図6-4に示す．

　人の摂食嚥下運動は図6-4で示すように行われるが，一連の摂食嚥下中の食塊の移送時期によって，主に円形で囲まれた器官が機能する．図のように口腔機能の改善を，器官別に考えると理解しやすい．

5 正常嚥下時の口腔機能のメカニズム

　口腔機能の改善を目指す訓練計画を立案する際，正常嚥下時のメカニズムを理解し，食塊の口腔から咽頭への移送時期によって，どの器官がどのような役割を担い機能しているかを理解する必要がある（ここからは読者自身，唾液嚥下を行いながらイメージしてください）．

　食塊を口腔内に取り込む際に必要となる器官が口唇である．口唇は口輪筋が主となり機能する．口唇が機能しないと，捕食時に食塊がこぼれ落ちやすくなる．

　食塊が捕食され，口腔内で咀嚼される時期には，口唇で咀嚼中の食塊は口からのこ

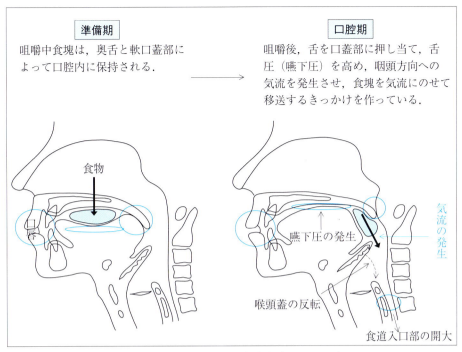

図6-4　嚥下圧発生と食塊移送のイメージ

ぼれ落ちを防ぎ，同時に奥舌と軟口蓋部で口腔と咽頭部を遮断し，咀嚼中の食塊の早期に咽頭部へ流入するのを防止する（健常者においても咀嚼中に，食塊は嚥下反射が起こる前に早期に咽頭部に流入することもある）．

　食塊が咀嚼され，食塊が形成されると，奥舌から中舌部にかけて食塊をいったん留めておき，口唇を再度閉じ口腔から咽頭部にかけての圧を一定にしようとして，その後舌を口蓋部に押し当て舌圧によって嚥下圧（陽圧）を発生させる．この発生した圧は，圧の低い方向である咽頭方向に流れようとする気流（空気の流れ＝風）を発生させる．この気流に合わせ（のせて），奥舌あたりにいったん留めておいた食塊を咽頭方向に移送を始める．

　嚥下圧の発生は気流を発生させ，食塊を口腔から咽頭部へ移送を始めるきっかけを作っている．この際，嚥下圧発生と同期し，軟口蓋部が鼻腔を閉鎖し，嚥下圧の流出入を防ぎ同時に食塊の鼻腔への侵入を防止している．

　この後，食塊は咽頭から喉頭部に移送され，喉頭蓋が反転し気管入口部を閉鎖し気管への食塊の流入を防止，同時に通常閉鎖している食道入口部（輪状咽頭筋が開大）が開大することによって陰圧を発生させ，嚥下圧発生時（陽圧）に起こされた気流とともに移送されてくる食塊を吸い込もうとする．舌圧による嚥下圧（陽圧）の発生

と，食道入口部が開大し発生する陰圧の差が大きいほど食塊はより早くスムーズに移送される．

これら一連の食塊の流れは，咀嚼時間を除いた嚥下圧発生（口腔期）から食道入口部（食道期）に至る食物移送時間が健常者では約1秒以下であり，きわめて短い時間で各器官が協調運動を行いながら食物が移送される．

このように口腔から咽頭，咽頭部から喉頭，喉頭から食道に至る食塊の移送運動は，生体による圧調整によって行われている．また，嚥下動作はきわめて気密性の高い諸器官の協調運動が必要とされる．

口腔機能の改善・向上にむけた機能訓練の具体的目標は，しっかりとした圧調整のできる口腔諸器官に改善・回復し維持していくことである．

1）口腔機能の評価

摂食嚥下障害患者は何らかの疾患が原因となって，前述した諸器官の機能低下をきたし，嚥下圧の発生不良や低下を招くことによって起こっている．そのために機能訓練を行う前に前述した主要な口腔諸器官である，口唇（閉鎖能力），舌（舌尖・舌縁・奥舌の巧緻性や動き，可動域，舌圧など），軟口蓋（鼻咽腔閉鎖機能と咀嚼中の奥舌との接触閉鎖機能），喉頭蓋の反転，食道入口部の開大と閉鎖等の評価を行う必要がある．また他の器官，頬粘膜（頬筋の筋力）などの運動評価を合わせて行う．口腔機能訓練では評価した諸器官を強化・改善・回復していく．

また誤嚥のメカニズムは，口腔諸器官の機能低下によって，咽頭から喉頭部・食道入口部にかけて，食塊の一部あるいは全部が残留し，嚥下反射後再開（嚥下反射時は無呼吸）される呼吸（特に吸気）とともに残留物が気管へと侵入し誤嚥を起こす．このため摂食嚥下運動前後の呼吸パターンの評価も必要である．

これら口腔諸器官の評価は確立されておらず，これからの対応課題である．参考までに当院で作成したそれぞれの諸器官別の簡易版評価法を図6-5に示す．

2）口腔機能訓練法

摂食嚥下障害の評価を行った後，評価結果に基づき訓練計画が立案される．

歯科衛生士が行う摂食嚥下機能改善へのアプローチは，口腔ケアをはじめとする口腔機能へのアプローチである．最近では口腔ケアの分類が日本歯科医学会より提起され，従来の口腔ケアの概念が変わりつつある（表6-3）．

しかしながら，口腔ケアは単に口腔衛生状態の改善・維持を目指すものでなく，食物摂取，発語，呼吸時などで機能する諸器官の機能低下を予防し，低下した機能の向上・回復・維持を目指すものである．歯科衛生士は口腔衛生の管理はもちろん，これ

● 第6章　歯科衛生士のための基礎知識 ●

食事能力アセスメント

記入者名：
実施年月日：　　年　　月　　日

氏名	（ふりがな）	男・女	食事に関する利用者及び家族の希望
	明・大・昭　年　月　日		

口腔内状況と咀嚼	残存歯	なし	有り 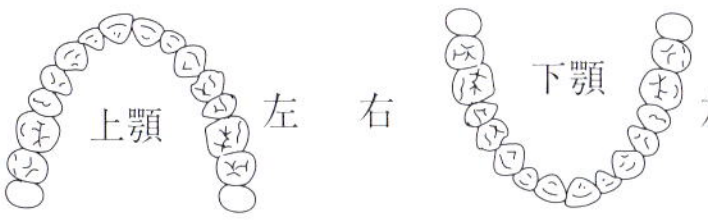
	義歯	なし	有り（使用・未使用）
	咬み合わせ	なし	有り（前・右・左・両）
	咀嚼力（ガム等により）	なし	有り
	歯科治療の必要性の自覚・あるいは希望の有無	なし	有り

口腔内状況　右　上顎　左　　右　下顎　左

			質問項目	評価項目	事前	事後
口腔衛生		1	義歯あるいは歯の汚れ	0.多量　1.中程度　2.少量　3.なし		
		2	舌苔	0.舌全体　1.舌の2/3程度　2.舌の1/3程度　3.なし		
		3	口腔清掃回数	0.ほとんどない　1.1回　2.2回　3.3回以上		
機能	口唇	1	オーラルディアドコキネシス（パ	パ（　）回／秒　※パを5秒間に言える回数の測定をし、1秒あたりに換算　0.1回未満　1.1回以上2回未満　2.2回以上3回未満　3.3回以上5回未満　4.5回以上		
	舌機能	2	舌の突出・後退	（　）回／秒　0.0.5回未満　1.0.5回以上1.5回未満　2.1.5回以上2回未満　3.2回以上3回未満　4.3回以上　＊可動範囲もみる		
		3	舌の左右移動	（　）回／秒　0.0.5回未満　1.0.5回以上1.5回未満　2.1.5回以上2回未満　3.2回以上3回未満　4.3回以上　＊可動範囲もみる		
		4	オーラルディアドコキネシス（タ	タ（　）回／秒　※タを5秒間に言える回数の測定をし、1秒あたりに換算　0.1回未満　1.1回以上2回未満　2.2回以上3回未満　3.3回以上5回未満　4.5回以上		
	頬	5	頬の膨らまし	0.できない　1.不十分　2.できるが拙劣　3.左右同時可・交互は不可　4.左右同時・交互可		
	腔閉鎖・奥舌・鼻咽等	6	オーラルディアドコキネシス（カ	カ（　）回／秒　※カを5秒間に言える回数の測定をし、1秒あたりに換算　0.1回未満　1.1回以上2回未満　2.2回以上3回未満　3.3回以上5回未満　4.5回以上		
	咽頭・嚥下機能	7	反復唾液嚥下テスト	0.1回未満　1.1回　2.2回　3.3回　4.4回以上		
食事・環境等		1	食事が楽しみですか	0.全く楽しくない　1.楽しくない　2.ふつう　3.楽しみ　4.とても楽しみ		
		2	しっかりと食事が摂れていますか	0.全然摂れていない　1.あまり摂れていない　2.ふつう　3.摂れている　4.よく摂れている		
		3	食事中や食後のむせ	0.頻繁にある　1.時々ある　2.ふつう　3.あまりない　4.全くない		
		4	食事中や食後のタン（痰）のからみ	0.頻回にからむ　1.時々からむ　2.少しからむ　3.食事内容によってはからむ　4.からまない		

特記事項

青枠内＝口腔機能簡易評価内容

図6-5　簡易版口腔機能評価

211

表6-3 口腔健康管理図

口腔健康管理			
口腔機能管理	口腔衛生管理	口腔ケア	
^	^	口腔清掃等	食事への準備等
項目別		項目別	
う蝕処置 感染根管処置 口腔粘膜処置 歯周関連処置 抜歯 ブリッジや義歯の処置 ブリッジや義歯の調整 摂食機能療法 　　　　　　　など	バイオフィルム除去 歯間部清掃 口腔内洗浄 舌苔除去 歯石除去 　　　　　など	口腔清拭 歯ブラシの保管 義歯の清掃・着脱・保管 歯みがき 　　　　　など	嚥下体操指導 （ごっくん体操など） 唾液腺マッサージ 舌・口唇・頰粘膜ストレッチ訓練 姿勢調整 食事介助 　　　　　など

ら口腔に関する諸器官の機能の管理も行う必要がある．まさに口腔リハビリテーションの概念を理解することも必要となる．

　次章では実際に歯科衛生士が行う口腔機能向上訓練あるいは口腔リハビリテーションの具体的な内容について述べる．

（糸田昌隆）

2 歯科衛生士における知識と技術

1 口腔ケアから口腔機能回復へ

要介護高齢者や摂食嚥下機能障害患者における口腔機能回復を行う場合はまず，口腔内の衛生状態が良好であることが前提である．これまで医療現場における口腔ケアは日常で行われるケアと，歯科衛生士が行う専門的口腔ケアが混在していたため，現在これらを含め「口腔健康管理」と提唱されている．特に脳血管疾患患者においては，疾患発症後は意識障害や高次脳機能障害あるいは身体的な麻痺などによって自身での歯磨きや義歯の管理が困難になることがある．また，経口摂取が困難なことも多いため，その場合は舌や頬粘膜のケアや口腔の保湿など，徹底したケアが重要である．また，口腔機能回復へのアプローチ中においても日常的にケアは継続され，歯科衛生士は精神機能や身体機能の回復の兆しがみられれば，歯周治療を含めた専門的な衛生管理も導入して機能回復と同時に行う．口腔衛生状態が良好でなければ，機能評価は適切に行えず，機能回復へのアプローチも効果的に行えない．

また，口腔の衛生状態は機能の状態を表し，口腔の機能が正常に働くと衛生状態も安定した状態となりやすい．このように，機能回復には常に口腔衛生状態の管理が前提となることを理解した上でアプローチを行う必要がある．

2 口腔機能回復に必要な機能評価

摂食嚥下障害においての機能回復（摂食嚥下リハビリテーション）においては口腔機能のみならず全身の機能障害，障害の程度，精神機能，社会的背景などの評価が必要であり，これらの一連の評価を行う．また他職種の評価と重複する医療情報も十分に収集し，情報共有していくことが重要である．

口腔機能回復へ向けたアプローチの際に必要な機能評価の内容を表6-4に列挙する（1〜3については前項を参照）．

3 各口腔器官における機能評価手順と評価項目

口腔機能回復へのリハビリテーションを実施するためには，まず正常な口腔機能，

表6-4 口腔機能回復に向けて必要な機能評価

1. 全身機能評価(体幹・頸部・日常生活動作レベル)
2. 身体機能評価
3. 精神機能評価(意識・覚醒レベル・認知機能・高次脳機能・その他精神疾患)
4. 口腔衛生状態,口腔疾患の有無の状態の評価
5. 各口腔器官別(顔面・口唇・舌・頰・軟口蓋・下顎)における口腔機能評価
6. 咀嚼機能評価
7. 機器を用いた機能評価
8. 食事摂取状況,食事形態,栄養摂取方法の評価
9. その他(生活環境や社会的背景,福祉資源)

表6-5 各口腔器官における機能評価の手順

1. 安静時の状態
2. 感覚機能評価
3. 運動可動域の評価
4. 筋力・持久力・スピード性の評価
5. 巧緻性の評価
6. 協調性の評価

摂食嚥下機能や構音・発声機能のメカニズムを理解する必要がある.口腔機能回復へのリハビリテーションは摂食嚥下リハビリテーションの間接訓練の一部であり,食物を用いた直接訓練移行への重要な訓練である.これらの訓練実施前に口腔機能評価を行い,特に実数値化することによって具体的なリハビリテーションや訓練の内容の目標設定が可能となり,改善度が明確となるため非常に有用である.

各口腔器官における機能評価の手順を表6-5に,筋別の機能評価項目,評価方法を表6-6～11に示す.

表6-5の項目についての評価は段階的に行うが,脳損傷による口腔機能障害の場合は麻痺等の評価を追加する必要がある.しかしながら口腔領域における麻痺に対する適切な評価法が存在せず,評価が困難な場合が多い.口腔の麻痺に関する評価は当院での基準では,正中を中心に右側,左側に分け評価を行う.特に脳損傷による機能評価の場合,口頭での指示が明確に理解可能な状態であることが重要である.

表6-6 顔面筋（表情筋）機能評価

評価項目	評価方法
安静時 （顔面神経麻痺を認める場合は健側と比較し行う）	病的左右顔面筋非対称の有無 鼻深溝の消失有無 眼輪筋の下垂，非対称の有無
感覚 （顔面神経麻痺を認める場合は健側と比較し行う）	手指にて顔面の感覚を触診する （麻痺を認める場合は健側との感覚の差を触診する） 感覚鈍麻・感覚消失・感覚過敏等の有無
協調性	顔面左右筋力の過緊張や拘縮，弛緩性の有無 左右の片目瞑りを行い，眼輪筋・頰筋・笑筋・口輪筋の協調性を評価する

表6-7 口唇機能評価

評価項目	評価方法
安静時	上下口唇浮腫，口角下垂，不随意運動の有無 （麻痺を認める場合は健側と比較する）
感覚 （顔面神経麻痺を認める場合は健側と比較し行う）	手指にて表在感覚を触診する（麻痺を認める場合は健側との感覚の差を評価する） 感覚鈍麻・感覚消失・感覚過敏等の有無
運動可動域 （顔面神経麻痺の場合は健側と比較し行う）	上下唇を閉鎖させ垂直に閉鎖不全の距離を測定する
	上下唇を左右に引く （麻痺を認める場合：引きの程度を健側と比較する） 0：不動　1：著明に引きの程度が小さい 2：若干引きの程度が小さい　3：明確に引くことが可能
	/u/の発音時の口径（突出の程度） （麻痺を認める場合：突出の程度を健側と比較する） 0：不動　1：顕著に突出の程度が小さい 2：若干突出の程度が小さい　3：明確に突出することが可能
	/o/の発音時の口径（丸めの程度） （麻痺を認める場合：丸めの程度を健側と比較する） 0：不動　1：顕著に丸めの程度が小さい 2：若干丸めの程度が小さい　3：明確に丸めることが可能
筋力スピード性	口角に持続的抵抗を加え口唇閉鎖をする 0：不動 1：若干の徒手的抵抗を加え，筋の収縮が一部みられる 2：軽度の徒手的抵抗を加え，筋の収縮がみられる 3：軽度の徒手的抵抗を加えても基準の運動範囲まで運動可能
	/pa/の発音を繰り返す （2秒間の発音回数を1秒間に換算した数値を評価する）

	0：1回未満　　1：1回以上2回未満 2：2回以上3回未満　　3：3回以上5回未満 4：5回以上

表6-8　舌機能評価

評価項目	評価方法
安静時	左右非対称・萎縮・浮腫・肥大の有無を視診，触診する （麻痺を認める場合，健側と感覚の差を比較する）
感覚	舌背を手指にて感覚を触診する （麻痺を認める場合は健側と比較する） 感覚鈍麻・感覚消失・感覚過敏等の有無
運動可動域 （前方・後退・左右・挙上）	開口位で舌を前方へ突出させる 　0：不動　　1：下顎前歯部まで突出可能 　2：下口唇上まで突出可能　　3：下口唇の下まで突出可能
	開口位で舌を後退させる 　0：不動　　1：下口唇上まで後退可能 　2：下顎前歯部歯列弓まで後退可能　　3：問題なく後退可能
	開口位で舌尖を左右口角まで移動させる 　0：不動　　1：舌尖の移動距離が口角の1/2以下 　2：舌尖の移動距離が口角の1/2以上 　3：舌尖が口角まで接触可能
	開口位で舌背を挙上させる 　0：不動　　1：舌背部が全く口蓋に接触困難 　2：舌背の一部が口蓋に接触する 　3：舌背全面が口蓋へ接触する
筋力 （舌尖・舌中央・舌根）	舌尖に抵抗を加えながら前方に突出させる 舌中央に抵抗を加えながら挙上させる 舌根部に抵抗を加えながら挙上させる 　0：不動 　1：若干の徒手的抵抗を加え，筋の収縮が一部みられる 　2：軽度の徒手的抵抗を加え，筋の収縮がみられる 　3：軽度の徒手的抵抗を加えても基準の運動範囲まで運動可能
スピード性 巧緻性 協調性	舌の左右運動を行い，口角間を舌尖が往復する回数 舌を突出－後退運動を繰り返し行う回数 （5秒間での回数を1秒と換算する） 　0：0.5回未満　　1：0.5回以上1.5回未満 　2：1.5回以上2回未満 　3：2回以上3回未満 　4：3回以上 舌尖で前歯部をたたく（可能・不可能） 連続舌打ち（可能・不可能）

| | /ta/ の発音を繰り返す（舌尖機能評価）
/ka/ の発音を繰り返す（舌根機能評価）
（2秒間の発音回数を1秒間に換算する）
0：1回未満　1：1回以上2回未満
2：2回以上3回未満　3：3回以上5回未満
4：5回以上 |

表6-9　頰機能評価

評価項目	評価方法
安静時 （顔面神経麻痺を認める場合は健側と比較し行う）	頰筋の下垂の有無，過緊張や拘縮，弛緩性麻痺の有無
感覚	頰筋の感覚を手指にて触診する （麻痺を認める場合は健側との感覚の差を触診する） 感覚鈍麻・感覚消失・感覚過敏・異常感覚（しびれ）等の有無
運動可動域	麻痺側随意運動の有無 頰膨らまし・すぼめ時の頰筋の伸張，収縮程度 0：不動　1：著明に頰筋の伸張・収縮の程度が小さい 2：軽度に頰筋の伸張・収縮の程度が小さい 3：基準まで運動可能
筋力・持久力	頰膨らまし・すぼめの持久力（各動作を行い5秒間静止する） 頰膨らましを持続的に行い，手指にて抵抗を加える
巧緻性・協調性	左右頰膨らませ交互運動 0：不可能　1：片方ずつは可能 2：可能だが動作が拙劣 3：問題なく運動可能

表6-10　呼吸機能評価

評価項目	評価方法
安静時脈拍	1分間の呼吸数（無呼吸，頻脈の有無） 0：27回以上または7回以下 1：24〜26回または8〜10回 2：21〜23回または11〜13回 3：14〜20回
酸素飽和度	パルシオキシメーターを使用し安静時の酸素飽和度 （正常範囲98〜100％）
鼻口呼吸	鼻腔からの吸気を行い，口からの呼気を繰り返し行う
咳払い	咳払いの強さ，喀痰排出能力有無

表 6-11　鼻咽腔閉鎖機能・構音機能評価

評価項目	評価方法
鼻漏出評価	/a/発声時鼻漏出の有無，程度（鼻息鏡を用いた評価） 0：5度以上の鼻漏出が認められる 1：4度の鼻漏出が認められる 2：3度の鼻漏出が認められる 3：鼻漏出が認められない，もしくは1，2度の鼻漏出が認められる
軟口蓋挙上評価	/a/発声時の軟口蓋挙上の程度 0：不動　1：若干の筋収縮がみられる 2：著明に筋収縮がみられるが，基準範囲ではない 3：問題なく挙上が可能
発音評価	/ka/・/ha/行の発話明瞭度 0：全く了解不能　1：時々わかる語がある 2：時々わからない語がある　3：よくわかる
発声持続時間	/a/発声の持続時間 0：3.0秒未満　1：3.0秒以上6.0秒未満 2：6.0秒以上10秒未満　3：10秒以上

●機器を用いた機能評価

（1）JMS舌圧測定器（図6-6・ジーシー）

舌挙上時の筋力，最大舌圧測定が可能であり，デジタル舌圧計，舌圧プローブ，連結チューブから構成されている．測定方法は，硬質リング部を上下顎前歯部で軽く挟むようにして，口唇を閉じバルーンを舌で口蓋皺襞(すうへき)に向けて強く押し潰す．舌圧は，年齢によって徐々に低下するが，20 kPa未満では摂食嚥下障害に相当するとされている．

（2）デンタルプレスケール®（図6-7・ジーシー）

感圧シート（薄いフィルム）を用い歯列上に介在させて，咬頭嵌合位における3秒間クレンチング時の歯列全体の咬合力が計測可能である．

（3）ロッテキシリトール®ガム咀嚼力判定用（図6-8・ロッテ）

咀嚼力・混和力をガムの色の変化にて判定可能であり，ガムを60回咀嚼してもらい（総義歯や著しく咀嚼機能が低下している場合は100回），ガムの色の変化をカラーチャートにて判定する．

（4）グルコセンサーGS-Ⅱ®（図6-9・ジーシー）

咀嚼力の測定が可能であり，2gのグミゼリー（グルコラム，ジーシー）を20秒間自由に咀嚼させた後，10 mLの水で含嗽させ，グミと水を濾過用メッシュ内に吐き出させ，メッシュを通過した溶液中のグルコース溶出量を咀嚼能力検査システム（グ

● 第6章　歯科衛生士のための基礎知識 ●

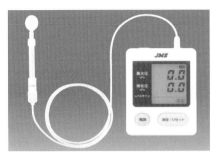
図6-6　JMS舌圧測定器

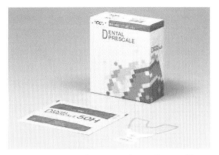
図6-7　デンタルプレスケール®

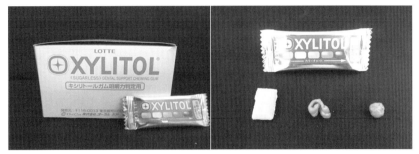
図6-8　ロッテキシリトール咀嚼力判定用ガム®

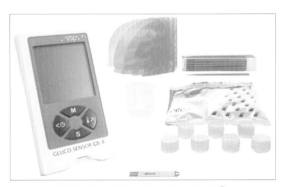
図6-9　グルコセンサー GS-Ⅱ®

ルコセンサー GS-Ⅱ，ジーシー）にて溶出グルコース濃度を測定する．グルコース濃度が 100 mg/dL 未満を咀嚼機能低下とする．

（5）健口くんハンディ®（図6-10・竹井機器工業）

オーラルディアドコキネシスとは，/pa/・/ta/・/ka/ をそれぞれ可能な限り早く繰り返し 10 秒間発音してもらい，口腔機能（特に口唇，舌，軟口蓋）の巧緻性および速度を評価する方法である．健口くんハンディ®を用いて，5 秒間ずつできるだけ早く繰り返し発音させて，1 秒あたりの発音回数を測定する．機器がなければ，発音に合わせて紙に鉛筆で点を打つことで測定できる．/pa/ は口唇閉鎖運動，/ta/ は舌の

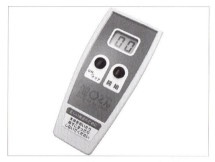

図6-10　健口くんハンディ®

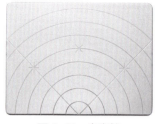

図6-11　鼻息鏡

先の運動，/ka/は舌の後方部の挙上運動の評価ができる．口腔機能低下症では，/pa/は5.8回，/ta/は5.7回，/ka/は5.3回となっている．

（6）鼻息鏡（図6-11）

/a/と発声させ鼻息鏡を鼻の下にあてて鼻息を吹き付け，鏡の曇り具合で呼気による鼻腔の通気度（鼻漏出）を測定する．

以上の機器による機能評価と合わせてディサースリア検査を併用し評価することによって，筋力と運動機能についての評価が可能である．

4 各口腔器官機能訓練方法の目標と手技

図6-12に摂食嚥下の段階における口腔器官別の具体的訓練内容を示す．摂食嚥下の段階において，特に準備期は，多くの口腔器官による巧緻性の高い協調運動が必要とされる．口腔機能回復のためのリハビリテーションは，全身状態や身体機能を含めた評価後に，訓練方法，訓練計画および目標（短期・中期・長期）を設定し，具体的改善目標を立案し，対象者の心身状態に合わせて開始される．また，口腔機能障害の程度や他の障害により訓練実施期間は個人差を認めるため，1カ月ごとの評価を行い，必要に応じて訓練内容の追加，再構築を行う．基本的な口腔機能改善へのアプローチを以下に示す．

（1）各器官へのアプローチ（間接訓練）：主に求心性刺激による脳の可塑性を期待する方法．

（2）総合的運動訓練（直接訓練）：実際の食事をしてもらいながら口腔機能を改善する方法（求・遠心性刺激の両刺激を利用する方法）．

（3）補助的装置を用いる方法：義歯や舌接触補助床（PAP），軟口蓋挙上装置（PLP）などを用い，各器官の運動機能を補助する方法．

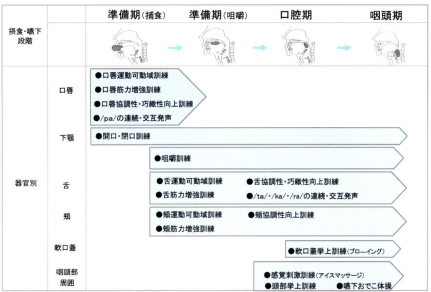

図6-12 摂食嚥下の段階における口腔器官別の具体的訓練内容

など，（1）～（3）のようにおおよそ期待される中枢への効果様相と，機械的に運動機能を補助するアプローチ法に大別される．

1）口腔機能訓練における基本的なアプローチ方法の順序

　口腔機能回復は，摂食嚥下リハビリテーションの一部として，表在・深部感覚へのアプローチ，筋運動可動域へのアプローチ（筋の柔軟性の確保），麻痺が生じている神経筋機構へのアプローチが中心となる．これらを障害の状態に合わせ段階的に実施する．以下に各口腔器官（頭・頸部を含む）の部位や筋に対するアプローチ方法の順序を示す．

　①マッサージやストレッチ
　②筋運動可動域向上訓練
　③神経筋再教育訓練・感覚神経再教育訓練
　④筋力向上訓練，負荷訓練
　⑤協調性向上訓練（総合運動訓練）
　⑥巧緻性向上訓練

　訓練のポイントは，器官別に筋の状態を把握し，筋の走行に沿ってストレッチやマッサージを行う．次に，各口腔器官が正常に運動する方向へ自動運動（遠心性神経刺

表 6-12 頸部・肩の機能訓練目的と手技

部位：頸部・肩	目的や作用	手技
主な活動筋：頭半棘筋・頭板状筋・僧帽筋・胸鎖乳突筋・広頸筋・三角筋	頸部前屈・後屈・左右回旋の運動 上肢の挙上	
マッサージ・ストレッチ訓練	頸部から肩，背部にかけリラクゼーションさせる	頸部，肩，背部の順にそれぞれの筋層に沿って各筋を伸張させる（図 6-13, 14）
運動可動域訓練	頸部，肩周囲筋の運動域改善	頸部を前屈・後屈・左右・回旋の自動運動を行う 肩上げ，肩下げの自動運動を行う
強化訓練・負荷訓練	頸部，肩周囲筋の筋力向上 頭部の保持，座位姿勢の安定	頸部回旋時は頸部後方と下顎を固定し軽度の負荷をかけ左右に他動運動を行う（図 6-15） 頸部前屈・後屈運動を行うと同時に同一方向に軽度の負荷を加える

激），他動運動（求心性神経刺激）を促していく．運動時は自動運動（求心性刺激：中枢からの刺激や興奮を抹消へ伝達する）と他動運動（求心性運動刺激）を促す．機能改善が見られない場合は，装具の意味合いでの補綴装置（PAP・PLP）の作製も検討する．協調性・巧緻性訓練は，様々な運動と発声・呼吸・構音訓練を組み合わせ実施する．

2）頸部・肩周囲の機能訓練手技と注意点（表 6-12）

頸部機能は頭・頸部保持に重要であり，体幹機能は座位保持や歩行時のバランスに大きく影響する．頸部が過伸展位，前屈位では口腔機能評価が困難となる場合が多いため注意する．

3）顔面の機能訓練手技と注意点（表 6-13）

顔面筋（表情筋）は口唇や頬などの筋と連動し機能する場合がほとんどである．そのため他器官や筋と協調性のある運動能力を獲得しなければならない．

また摂食嚥下障害の原因疾患が脳損傷を伴う脳血管障害・頭部外傷などでは，顔面神経麻痺を伴うことが多く，顔貌の非対称がみられることが多い．顔面筋（表情筋）へのアプローチはこの顔面非対称の改善も含めたアプローチが目的となることが多い．

表情筋には，頬・口唇が含まれているが，当項では部位別に分けて記載する．

第6章　歯科衛生士のための基礎知識

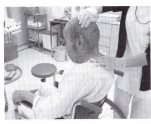
図6-13　頸部前屈ストレッチ訓練

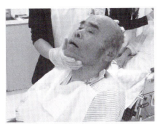
図6-14　頸部後屈ストレッチ訓練

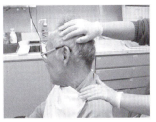
図6-15　頸部回旋ストレッチ訓練

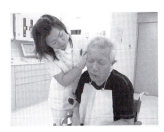
図6-16　顔面筋マッサージ・ストレッチ訓練

表6-13　顔面の機能訓練手技と注意点

部位：顔面	作用・目的	手技
主な活動筋：頰筋・大頰筋眼輪筋・前頭筋	表情の顔貌形成　開眼・閉眼	
マッサージ・ストレッチ訓練	顔面筋の過緊張や筋の拘縮改善　顔面の協調性向上	咬筋や側頭筋，眼輪筋・前頭筋・大頰筋・口輪筋・オトガイ筋・皺眉筋を筋の走行に合わせ収縮・伸張させるようにマッサージを行う（図6-16）
運動可動域訓練	顔面各筋の運動可動域の向上　顔面左右非対称改善	開口・閉口・開眼・閉眼などの自動運動を行う
強化訓練・負荷訓練	顔面左右非対称改善　瞼の下垂改善	額にしわを寄せると同時に前頭筋を伸張させる 最大に開眼すると同時に眼輪筋を収縮させる 閉眼すると同時に眼輪筋を伸張させる 眉間にしわを寄せると同時に皺眉筋を伸張させる 左右口角を挙上すると同時に口角下制筋を伸張させる
巧緻性向上訓練	顔面左右の分離運動向上	左右交互ずつ片目瞑りを行う
協調性向上訓練	表情筋，口輪筋，眼輪筋などの筋運動の協調性を整える	眼や口唇など顔面の中央に筋を集中させ，一気に開く

表6-14 口唇の機能訓練手技と注意点

部位：口唇	作用・目的	手技
口輪筋 口角挙筋 口角下制筋 オトガイ筋	閉口運動　口唇を尖らせる 口角上外挙上運動 口角下方運動 下口唇を突き出す	
マッサージ・ストレッチ訓練	口唇可動域のスムーズな運動向上	口輪筋・オトガイ筋の筋走に合わせ筋を伸張，収縮させるようにストレッチする
運動可動域訓練	口唇運動可動域の改善	口唇引き・突出・丸めの自動運動を行う（図6-17〜19） /u/，/i/の発音を繰り返す 鼻の下を伸張させる
強化訓練・負荷訓練	開口・閉口筋の改善 口角挙上筋の向上 口角下垂の向上	左右口角に持続的抵抗を加えながら口唇を閉鎖する 口唇を口腔内に向かって丸めながら閉じる オトガイ筋を下制させながら口唇閉鎖する 頬を膨らませながら5秒間停止する
巧緻性向上訓練	口唇の詳細な運動改善	/pa/の発音を3回・5回連続して発音する
協調性向上訓練	口唇の詳細な運動改善と協調性の向上	口唇引き・突出・口角突出運動を連続して行う 口笛を吹く

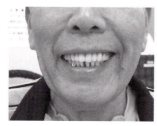

図6-17　口唇引き機能訓練

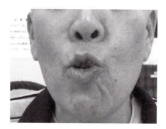

図6-18　口唇すぼめ機能訓練

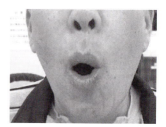

図6-19　口唇丸め機能訓練

4）口唇機能訓練手技と注意点（表6-14）

　口唇機能は食物摂取時の食物取り込み，発声や発語能力に影響する．口唇の麻痺は顔面筋と同様，左右非対称や口角下垂が生じ，唾液の流涎や食物・水分の取りこぼしなどがみられる．これらの改善を目的としてアプローチを行う．

5）舌機能訓練手技と注意点（表6-15）

舌機能へのアプローチは，摂食嚥下障害に対するリハビリテーションや構音訓練において最も重要なアプローチである．摂食時において舌は，口腔内に取り込んだ食物を咀嚼，食塊形成し，舌尖から舌背を使用し食塊を咽頭へ送り込む運動を行う．舌根を挙上させ嚥下反射を惹起させるための嚥下圧生成の重要な役割を担う器官である．舌機能の回復は摂食嚥下運動と同様に舌尖より舌背，舌根部へと食物の輸送過程順に機能訓練を行う．特に舌根部の機能改善が安全な食事摂取において重要である．

表6-15 舌機能訓練の目的と手技

主な活動筋	作用・目的	手技
内舌筋：上・下縦舌筋 　　　　横舌筋 　　　　垂直舌筋	舌を前後方向に短縮させる 舌を左右方向に短縮させる 舌幅を平坦にする	
外舌筋：茎突舌筋 　　　　舌骨舌筋	舌を後方へ引き舌背中央をくぼませる 舌骨・口腔底を引き上げる	
オトガイ舌筋	舌を下方に引く 舌を前方へ突出する 舌尖を上方へあげる	
マッサージ・ストレッチ訓練	舌根部の萎縮，拘縮改善 舌根沈下の改善	歯ブラシを用い，舌根部から舌尖に向かいかき出す（他動運動） 舌尖をガーゼにて固定し，ゆっくりと口腔外へ伸張する（徒手による） 舌骨に手指を置き，顎舌骨筋，顎二腹筋に向かい伸張する
運動可動域訓練	舌突出運動可動域の改善 舌挙上運動可動域の改善 舌左右運動可動域の改善	舌を前方へ突出した後，後退する自動運動（図6-20） 舌を左右口角へ往復運動する（6-21,22） 舌尖を前方に突出後，前歯部口蓋側へ挙上させ接触する（図5-23） 舌を左右上唇角へ挙上運動を行う
強化訓練・負荷訓練	舌尖・舌背・舌縁・舌根部の筋力向上	

		舌尖をガーゼにて固定し伸張させると同時に舌を後退し,引っ張りあいを行う(図6-24) 舌突出運動時に舌尖へ持続的抵抗を加え,抵抗運動を行う(図6-25) 舌左右運動時に舌尖へ持続的抵抗を加え,抵抗運動を行う(図6-26) 舌挙上運動時に舌中央・舌根部へ持続的抵抗を加え,抵抗運動を行う(図6-27) 舌尖部に軽度の抵抗を加え,/ta/の発音を行う 舌根部に軽度の抵抗を加え,/ka/の発音を行う
頭部挙上訓練(シャキアエクササイズ)		仰臥位にてつま先を見るように頭部を挙上し保持する 最初は30秒から開始し,徐々に保持時間を延長させる 挙上が困難であれば術者が頭部を支え運動補助を行う(図6-28)
嚥下おでこ体操		患者の額に手のひらを当てお臍を見るように強く下を向いてもらう(図6-29)
巧緻性向上訓練	舌尖・舌背・舌根の筋の巧緻性向上	連続舌打ちを行う 舌尖を前歯に接触させながら口蓋へ移動する 舌尖に力を入れ捻転させる /pa/の発音を可能な限り早く発声する /ta/の発音を可能な限り早く発声する /ka/の発音を可能な限り早く発声する /ra/の発音を可能な限り早く発声する 連続舌打ちを行う
協調性向上訓練	舌左右運動の協調運動の向上 舌尖・舌背・舌根部の協調運動向上	歯ブラシやアイス棒を使用し,閉口した状態で左右口角間を移動させる /pa/・/ta/・ka/・/ra/を混合し連続発声する

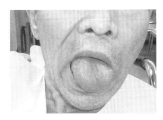
図6-20 舌機能訓練（舌突出）

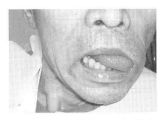
図6-21 舌左右（左）機能訓練

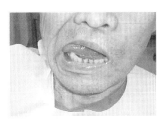
図6-22 舌左右（右）機能訓練

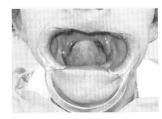
図6-23 舌尖挙上機能訓練

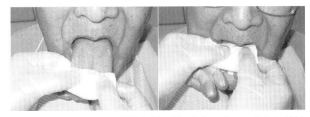
図6-24 突出・後退機能負荷訓練（ガーゼにて舌尖を保持し抵抗運動を行う）

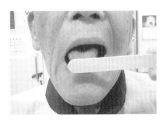
図6-25 舌突出負荷訓練（負荷訓練）

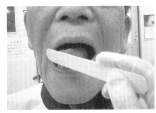
図6-26 舌左右機能訓練（負荷訓練）

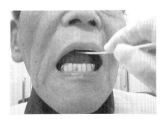
図6-27 舌挙上負荷訓練

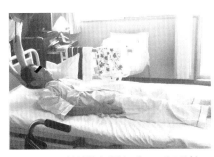
図6-28 頭部挙上訓練（シャキア法）

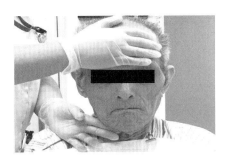
図6-29 嚥下おでこ体操

表6-16 頰機能訓練手技と注意点

部位：頰	作用・目的	手技
開口筋：頰筋 　　　　笑筋	口腔内の陰圧運動 咀嚼時の協調運動	
マッサージ・ ストレッチ訓練	頰下垂，頰過緊張，拘縮の改善	
運動可動域訓練	頰下垂，頰過緊張，拘縮の改善	手のひらで頰筋を口角から大頰骨筋へ伸張させる（図6-30）
強化訓練・負荷訓練 巧緻性向上訓練 協調性向上訓練	頰筋の筋力向上 頰筋のスムーズな運動機能向上	頰を自動運動にて膨らまし・すぼめ運動を行う 歯ブラシや舌圧子を用い，頰粘膜を伸張すると同時に頰すぼめ運動を行う（図6-31） 頰を膨らまし運動を行い，膨らみに軽度負荷を加える 頰膨らまし運動を行い，5秒静止する 頰すぼめ運動を行い，5秒静止する 左右交互に頰膨らまし運動を行う 右の頰膨らまし運動を2回連続して行う（左も同様）

6）頰機能訓練手技と注意点（表6-16）

　頰機能は食事摂取時の咀嚼時に舌との協調運動を行い，食塊を効率良く歯の上に保持し舌と食塊形成を円滑に行うための協調運動を行う．また，嚥下時の舌圧（嚥下圧）の上昇にも重要な役割を担う．

7）咀嚼運動の主な筋活動と手技（表6-17）

　咀嚼運動は上記に記載した各諸器官への機能訓練実施後に総合的な運動能力回復を目的に実施する．咀嚼運動は嚥下反射惹起にも重要なポイントである．開口筋群である舌骨上筋群は嚥下関連筋ともいわれ，嚥下反射時に発現する運動である舌骨の固定，嚥下圧発生のために舌を硬口蓋へ押し当て舌圧を発生させる運動，喉頭挙上後の喉頭蓋の喉頭蓋反転などの一連の運動に関与している．摂食嚥下リハビリテーションの中でも運動機能訓練として，最も重要な機能訓練である．

8）呼吸，構音機能訓練手技と注意点（表6-18）

　呼吸は摂食嚥下動作と深く関連しており，摂食嚥下障害のリハビリテーションでも

● 第6章 歯科衛生士のための基礎知識 ●

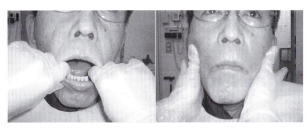

図6-30 頬筋伸張・収縮機能訓練

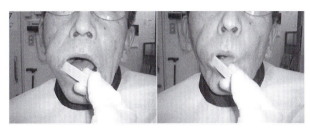

図6-31 頬筋負荷訓練

表6-17 咀嚼運動

部位：咀嚼筋群	作用・目的	手技
開口筋群：主に舌骨上筋群	開口時の下顎運動に主導的に活動	
顎舌骨筋 顎二腹筋前腹 顎二腹筋後腹 オトガイ舌骨筋	舌骨・口腔底を引き上げる 咀嚼運動時の開口運動時に顎二腹筋前腹の補助的に活動 舌骨を前に引き上げ，舌骨固定時は下顎の下方向への運動を制御する	
茎突舌骨筋 舌骨舌筋 オトガイ舌筋 茎突舌筋	開口時の下顎運動に補助的に活動 舌骨と舌根部を挙上 舌の下方への制御 舌の突出を支持 舌を後上方に挙上する	
閉口筋群 側頭筋 咬筋 内側翼突筋 外側翼突筋	閉口時の下顎運動に主導的に活動 下顎を閉じる 下顎を前方または後方に挙上 下顎を引き上げる 下顎の引き上げと前方に出す	

229

マッサージ・ストレッチ訓練	咬筋過緊張，拘縮，固縮の改善	咬筋の筋走行に沿って母指を置き下顎方向へ伸張させる
運動可動域訓練		開閉口運動をゆっくり繰り返し行う その際，咬筋を触診しながら行う
強化訓練・負荷訓練	筋力の向上 嚥下圧の強化	口腔腫瘍術後の開口障害の場合（顎関節症を伴う場合，分類により禁忌となることもあるため注意する），上記のストレッチを行った後，開口運動時は両側下顎臼歯に母指を置き徒手的に負荷を与える 開口器を用い強制開口を段階的に行う
巧緻性向上訓練 協調性向上訓練		実際に食物を用いた運動を行う 食物は段階的に柔らかい食品であるマシュマロなどから開始し，グミ，ハードグミ，ガム，おせんべい，硬せんべいなどの順で行う 訓練開始初期はガーゼに食物（グミなど）を包み片側ずつ臼歯での咀嚼運動を促し左右行う．臼歯に食物をのせ，頬移行部に脱落しないように指示し，同部位で繰り返し噛むことを指示する 左右移送時は手指を使用せず，舌の回旋運動と頬運動を促す 中期では，実際に食塊形成に重点をおき，バラついた食物を一塊にまとめる，片側に集める，舌背上に集めるなどを指示する

呼吸リハビリテーションとして，積極的に訓練が行われる．基本的に呼吸機能の強化は喀痰や，咽頭残留物の排出の強化目的で行われる．また，嚥下のメカニズムには呼吸のパターンが大きく関与しており，特に誤嚥を認めている場合は，呼吸と嚥下の協調訓練が重要である．特に強い呼気で声帯の閉鎖訓練を行うことは，呼吸筋と声帯筋の強化となるため呼吸リハビリと同時に行う．

表6-18 呼吸・構音訓練の目的と手技

部位：軟口蓋・咽頭・呼吸筋	目的	手技
主に活動する筋：軟口蓋 口蓋帆挙筋 口蓋帆張筋 口蓋咽頭筋 口蓋垂筋 口蓋舌筋	口峡を狭める，鼻咽腔閉鎖 口蓋帆の挙上と緊張 口蓋帆の緊張 口蓋帆の引き下げ，咽頭の引き上げ，口峡を狭める 口蓋垂の挙上と収縮 口蓋帆の引き下げ，舌背の持ち上げ	深呼吸 腹式呼吸 鼻口呼吸（鼻腔より吸気を行い，口腔より呼気を行う） 50音表を用いて発声し，スムーズな発音を促す 「えい」や「おーい」などの単語を用いた発声訓練，唾液嚥下後の咳払い
主な筋活動：咽頭 上咽頭筋 中咽頭筋 下咽頭筋	咽頭後壁を上方に引き上げる 上咽頭の次に収縮し食物を下方に移動させる	
輪状甲状筋 後輪状披裂筋 外側輪状披裂筋 声帯筋 甲状披裂筋	甲状軟骨を前下方に引く 破裂軟骨の筋突起を後方に引く 声門を強く閉鎖する 声門の拡張と狭窄	
主な筋活動：努力呼吸時（吸気） 胸鎖乳突筋 前・中・後斜角筋 努力呼吸時（呼気） 内肋間筋 腹直筋 内・外腹斜筋 腹横筋	通常の呼吸は外肋骨筋と横隔膜が同時に収縮し，胸郭を広げ収縮し，弛緩する際に呼気となる努力性呼気および吸気はこれらの筋が補助筋として働く	
強化・協調訓練	呼気の強化と吸気の協調訓練呼吸のコントロール 軟口蓋挙上強化 鼻咽腔閉鎖 吸気の強化，息こらえ訓練	ビーチボール，風船膨らまし（図6-32） 風車吹き ブローイング（水の入った容器にストローを用い吹く） ピン球吹き（図6-33） ピン球吸い（ピン球をストローにて吸いながら違う容器へ移す）（図6-34） 咳払いを行うと同時に胸郭を挟み収縮を促す（図6-35）

5 様々な症状に対する口腔機能療法の訓練方法とポイント

　機能的口腔ケアは各口腔諸器官の評価から訓練内容を計画，立案することが基本であるが，その他にも様々な状態や症状によっても訓練内容が変わる．特に，摂食嚥下障害患者や要介護高齢者においては，食事場面での評価が重要である．

　以下に具体的症状に対する口腔機能療法の訓練方法とポイントを示す．（表6-19〜23）

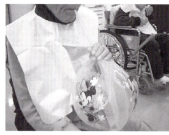

図6-32　ビーチボールを用いた鼻咽腔閉鎖・強化訓練

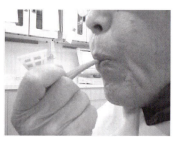

図6-33　ピン球吹きを用いた鼻咽腔閉鎖・強化訓練

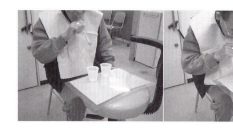

図6-34　ピン球吹きを用いた鼻咽腔閉鎖・協調訓練

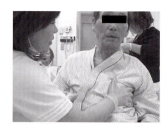

図6-35　咳払いを促すと同時に胸郭の収縮を介助する

表6-19　意識・覚醒レベルの問題に対する口腔機能への訓練方法とポイント

症状	訓練方法	ポイント
意識障害が強く認められる	頸部のストレッチ・顔面ストレッチ 歯ブラシでの舌・頰粘膜への求心性刺激	意識レベルや覚醒の低下がみられる場合は表在・深部への感覚刺激を行い，覚醒を促すことが重要

覚醒レベルが低下，嚥下反射惹起能力の低下	頸部，顔面のストレッチ・マッサージ． アイス棒にて舌上，頰粘膜の冷却刺激・歯ブラシを用いた舌ストレッチ・頰粘膜のストレッチ 他動的口唇閉鎖の促しから咽頭部付近の筋のマッサージ	表在と深部感覚への刺激を中心に行い，唾液嚥下が誘発されているか確認する 嚥下反射が惹起していなければ，他動的に口唇閉鎖を行い，喉頭挙上を促す（メンデルゾーン手技を用いる）

表6-21　精神機能障害・高次脳機能障害に対する訓練方法と実施ポイント

症状	訓練方法	ポイント
高次脳機能障害 （失語・注意障害・半側空間無視・身体失認・口顔面失行・発動性の低下）	静かな環境を設定し，雑音や人の動きを遮断し集中できる環境を設定する 無視側からのアプローチを行い意識付ける 口頭指示よりも，模倣や鏡などを用いて視覚からの入力や反復動作訓練を行う 口唇や舌機能は他動運動を行いながら自動運動を引き出し，自動・他動運動を混合させる	半側空間無視や身体失認を認めている場合は麻痺の状態よりも失認が問題でうまく体や口腔の運動を行えないことが多い．また，口顔面失行など口頭指示での運動が困難・拙劣になるなど，精神機能障害による影響もある 失語症の場合は口頭指示が動作を混乱させることがあるため，模倣や絵カードなどを用い視覚的理解を促しながら行う

表6-21　顔面神経麻痺に対する訓練方法と実施ポイント

症状	訓練方法	ポイント
中枢性の顔面神経麻痺	麻痺がある部位の感覚・自動運動可動域を確認後，自動運動と同一方向に筋を伸張・収縮させる 筋の随意性が認められていれば，抵抗訓練を行い，筋の強化訓練を行う	麻痺の状態を評価する際は，可能な限り自動運動を行い，運動可動域の確認を行う 麻痺が弛緩型ですでに代償手段として健側が過剰に運動を行っている場合は健側の筋が過緊張，拘縮している場合もあるので健側の評価も行う 顔面の場合は健側に攣られて運動しているのか，左右別々に自動運動が可能か評価を行う 麻痺の改善は，まず神経筋再教育，筋の収縮，伸張訓練を行い筋運動の随意性と運動可動域の改善を行い，抵抗訓練を加え強化する

表 6-22　舌の不随意運動を認める

症状	訓練方法	実施ポイント
舌が常に動いている	舌運動の巧緻性訓練 舌筋力向上訓練 リズムを合わせた協調訓練	口腔器官の不随意運動や振戦は疾患や投薬の副作用によっても表出されることがあるため，訓練実施前に既往歴や投薬状態などを確認する必要がある また，不随意運動が認められても自己コントロールが可能か，評価する必要がある また，歯科領域においては咬合状態の不安定が考えられ，咬合治療が必要な場合もある

表 6-23　食事摂取後の湿性嗄声や咽頭ゴロ音を認める

症状	訓練方法	実施ポイント
食事摂取後の湿性嗄声 食事中・後の咽頭ゴロ音を認める場合	舌を前方に突出し，後退運動を行う 舌の運動可動域訓練後に随意的に唾液嚥下を行う 唾液嚥下後は呼気を行い，嚥下と呼吸の協調性，パターン訓練を行う 50音表を用いた発声訓練は特に舌機能と軟口蓋挙上が必要な「あ行」「か行」「た行」「は行」「ら行」などの発声を行い，鼻咽腔閉鎖も同時に行う アイス棒にて頰粘膜，舌，咽頭付近の冷却刺激を行い，その後唾液嚥下を行い，感覚を確認する また，途中に咳払いを加え咳反射を促す	嚥下後の咽頭残留における湿性嗄声や咽頭ゴロ音を認める場合は，嚥下反射の強化が必要となる．嚥下反射の強化は特に舌機能の向上，呼吸と嚥下反射の協調運動が必要である 舌運動と唾液嚥下，唾液嚥下と呼吸のパターン訓練を行う場合は各運動の回数を設定し次の運動へ移る ex.) 舌突出運動5回後に唾液嚥下を指示する ex.) 唾液嚥下後呼気を促す ex.) 頰粘膜，舌，咽頭付近に5回冷却刺激を行い唾液嚥下の指示をする．その後呼気を促す

6 リハビリテーション時期（回復期）から維持期へ

　口腔機能回復へのアプローチは，日々継続されるが，機能回復が目標に到達し，リハビリテーション時期が終了した後，維持期へと移行する．維持期とは，回復した機能を日常生活の中で可能な限り自己によるコントロールで能力維持を図る時期であ

る.
　しかし，摂食嚥下障害者や要介護高齢者においては自己管理が困難な場合が多いため，介護者や家族などの協力も必要である．また維持訓練へ移行した際も定期的な評価を行い，機能が維持されているか，訓練内容が現状の生活の中で取り組めているかなどを確認し，随時内容の変更や追加を行う．

7 維持期訓練の考え方と作成方法

　維持期訓練は，患者自身（セルフトレーニング）によって行われるのが理想であり基本である．

　セルフトレーニングは患者が日常生活の中で毎日継続して行える内容を作成することが望ましい．まず，患者の生活環境を把握し訓練内容，実施場所，実施時間，訓練項目の実施回数を設定する．例えば，摂食嚥下障害や，覚醒状態が低下している場合などは食事時間の前に洗面所あるいはベッド上での実施や，要介護者であれば介護者（訪問看護・介護・ホームヘルパー・家族）などが介入する時間に合わせ実施するなどであるが，可能であれば口腔ケアと連動して行われることが望ましい．

　訓練内容は持久力や耐久力を考慮し訓練部位や機能運動の回数を設定する．能力の維持期においても，関節や神経・筋機構等への負荷が必要である．獲得した能力が維持できる程度の負荷のある訓練内容も作成し，通常の内容と交互，あるいは週に数回実施する．

　訓練内容は書面にし，絵や図を挿入してご本人，または介護者や家族へ伝達する．一度訓練内容を一緒に行ってみるなど，患者や家族の意見も考慮し指導する．

　　　（今井美季子（歯科衛生士），貴島真佐子（歯科医師），糸田昌隆（歯科医師））

索　　引

和文索引

〈あ〉
顎引き嚥下　108
アシストテクニック　112
アフタ性口内炎　167
安静時　215

〈い〉
息こらえ嚥下　108
維持期　141,198,199
意識障害　201
移乗操作　111
胃食道逆流　156
胃食道逆流症　37
一側嚥下　107
胃瘻　12
胃瘻栄養法　68
咽頭期障害　95
咽頭吸引　176

〈う〉
ウィルス性口内炎　167
うがい　171
うがい受け　185
運動可動域　215
運動障害　205

〈え〉
栄養アセスメント　124
栄養ケア・マネジメント　123
栄養計画　124
栄養スクリーニング　123
嚥下圧　208
嚥下圧発生時　209
嚥下おでこ体操　226
嚥下関連筋群　104
嚥下反射　14
円背　65

〈お〉
オーラルジスキネージア　163
オーラルフレイル　71

〈か〉
ガーグルベースン　185
開口補助用具　186
開口力テスト　81
介護支援専門員　145
介護者　235
介護福祉士　145
介護保険　198
介護予防　136
外傷性粘膜疾患　167
介助運動　177
改訂水飲みテスト　78
回復期　141,198,199
化学的清掃法　171
顎関節脱臼　163,194
臥床期間　200
仮性球麻痺　55
顎下腺　162
化膿性唾液腺炎　162
感覚　215
感覚障害　204
感覚神経再教育訓練　221
感情障害　202
関節可動域訓練（ROM 訓練）　103
間接訓練　220
間接訓練法　208
感染性粘膜疾患　167
含嗽剤　185
含嗽法　171
顔面筋　222
管理栄養士　145
寒冷刺激法　101

〈き〉
キーパーソン　147
記憶障害　202
機械的清掃法　171
気管切開　44
義歯安定剤　188
義歯性潰瘍　167,188
義歯性口内炎　188
義歯性線維腫　188
義歯洗浄剤　190
器質的アプローチ　110
器質的口腔ケア　138
器質的障害　92
機能回復　113,213
機能的アプローチ　110
機能的口腔ケア　138
機能的障害　92
機能評価　214
基本的日常生活動作能力　146
ギャッジアップ　159
吸引器　186
吸引付き歯ブラシ　183
求心性刺激　200
急性期　141,198,199
急性期病床　142
球麻痺　55
仰臥位　158
協調性　215,216
協調性向上訓練　226
筋ジストロフィー　41
筋電図バイオフィードバック　103
筋力　216
筋力増強訓練（舌・頬粘膜・口唇）　98
筋力低下　201

〈く〉
くも膜下出血　53
グループホーム　142
グルコセンサー GS-Ⅱ　218
車椅子　157

〈け〉
ケア　137
ケアチーム　149
ケアマネジャー　145
経管栄養依存症　44
経静脈栄養法　68
形態修復　113
経鼻栄養法　68
経皮的動脈血酸素飽和度　155

索　引

頸部伸展位　159
頸部前屈位　159
頸部リラクゼーション　103
言語聴覚士　145
言語聴覚療法　200
原始反射　14

〈こ〉
誤飲　194
口腔アセスメントツール　149
口腔衛生管理　138
口腔衛生管理加算　143
口腔衛生管理体制加算　143
口腔カンジダ症　167
口腔乾燥　94
口腔期障害　94
口腔機能　137
口腔機能回復　213
口腔機能管理　138
口腔機能向上加算　143
口腔機能低下症　72
口腔機能発達不全症　32
口腔機能評価　214
口腔ケア　199
口腔ケアプラン　149
口腔健康管理　138,213
口腔湿潤剤　184
口腔諸器官　210
口腔清拭法　171
口腔清掃法　171
口腔洗浄法　171
口腔保湿剤　184
口腔リハビリテーション　212
咬合訓練　97
交互嚥下　108,176
高次脳機能障害　51,203
巧緻性　216
巧緻性向上訓練　228
喉頭蓋　209,228
喉頭蓋反転　228
喉頭挙上　228
行動療法的手法　105
誤嚥　12,195
誤嚥性肺炎　7,12,136
呼吸訓練　102,109
呼吸パターン　210

〈さ〉
サービス付き高齢者向け住宅　142
座位　158
作業療法　200
作業療法士　145
サルコペニア予防　200
残存上皮　167
三大唾液腺　162

〈し〉
シームレス（seamless）　128
歯科衛生士等介護予防居宅療養管理指導　143
歯科衛生士等居宅療養管理指導　143
耳下腺　162
耳下腺乳頭　170
歯間ブラシ　184
失語　51
失行　52,163,203
失語症　161,204
湿性嗄声　79
失認　52,203
自動運動　177,222
児童福祉施設　142
自閉症スペクトラム　44
社会資源　198
終末期　141
手段的日常生活動作能力　147
準備期（咀嚼期）障害　93
障害回復過程　201
障害高齢者の日常生活自立度（寝たきり度）判定基準　147
障害者施設　142
小顎症　33
上腕三頭筋　126
上腕周囲　126
食道期障害　95
食道入口部開大不全　97
食道閉鎖症　35
食物残渣　168
食物テスト　80
食塊　13
唇顎口蓋裂　33
神経筋再教育訓練　221
人生の最終段階　62

伸展位　222
振動刺激訓練　99,183

〈す〉
吸い飲み　185
水平位　111
スクリーニングテスト　76
ストレス係数　116
ストレッチ　177
スピード性　216
スポンジブラシ　184

〈せ〉
咳テスト　81
舌圧　72
舌圧測定器　218
舌咽頭呼吸　42
舌下小丘　170
舌下腺　162
舌下ヒダ　170
摂食嚥下障害　200
摂食嚥下障害リハビリテーション　208
摂食機能療法　208
舌接触補助床（PAP）　220
セミファーラー位　158
セルフケア　139
セルフトレーニング　235
先行期（認知期）障害　93
洗口剤　185
洗口法　171
蠕動運動　27,96
専門的口腔ケア　139,213

〈そ〉
早産児　33
ソーシャルワーカー　145
側臥位　158
咀嚼パターンリズム　98
咀嚼力判定用　218
尊厳　112

〈た〉
代償的手法　96
体性感覚　204
体力低下　201
唾液腺マッサージ　162

237

唾石　162
脱感作療法　100
脱水　161
他動運動　177,222
段階食　105

〈ち〉
地域支援事業　198
地域包括ケアシステム　198
地域連携パス　199
チームアプローチ　17
知的障害　46
中枢神経系　200
聴診器　155
直接訓練　104,220

〈て〉
抵抗運動　177
低出生体重児　33
デンタルフロス　184
デンチャープラーク　188
電動歯ブラシ　183

〈と〉
頭部挙上訓練　226
頭部挙上訓練法　102
特殊感覚　204
特別養護老人ホーム　142

〈な〉
軟口蓋挙上装置（PLP）　220
難消化性炭水化物　121

〈に〉
日常生活動作能力　146
日常的口腔ケア　139
乳幼児摂食障害　44
尿量　161
認知症　202

認知症高齢者の日常生活自立度判定基準　147,148

〈の〉
脳梗塞　50
脳出血　54
脳性麻痺　35
脳卒中　50
脳の可塑性　220

〈は〉
バイタルサイン　58,155
廃用　137,200
廃用予防　109
歯ブラシ　182
歯磨き法　171
パルスオキシメータ　155
半座位　158
反芻　38
反復唾液嚥下テスト　77

〈ひ〉
鼻咽腔閉鎖　26
皮下脂肪厚　126
鼻腔や咽頭のケア　175
鼻息鏡　220
筆談　161
表情　155
表情筋　222

〈ふ〉
ファーラー位　158
複数回嚥下　108
不顕性誤嚥　14,81
フレイル　71
フロッピーインファント　39
プロフェッショナル口腔ケア　111
分割嚥下　42

〈へ〉
平滑舌　167
偏食　44

〈ほ〉
訪問衛生実地指導　143
ホームヘルパー　145
捕食　13

〈ま〉
慢性期　198,199
慢性期病床　142

〈め〉
メンデルゾーン手技　101

〈も〉
文字盤　161

〈ゆ〉
有料老人ホーム　142

〈よ〉
横向き嚥下　107

〈り〉
理学療法　200
理学療法士　145
流涎　164
療養型病床　142
輪状咽頭筋が開大　209

〈れ〉
レジスタンストレーニング　177

〈ろ〉
老人福祉施設　142
老人保健施設　142

英文索引

〈記号・数字〉
％BMI　126
30度仰臥位頸部前屈位　106
4p－症候群　40

〈A〉
activities of daily living：ADL
　146
Angelmann 症候群　39
aspiration pneumonia　136
ATP　114

〈B〉
Barthel Index　206
Basic ADL　146
BMI　116
Brunnstrom　207

〈C〉
CHARGE 症候群　40
Cornelia de Lange 症候群　39
CT: cough test　81

〈D〉
Down 症候群　39

〈F〉
Feinberg　113
FIM　206
FT: Food Test　80

〈G〉
gastroesophageal reflux　156
GCS　205
GER　156

〈H〉
harris-benedict の式（公式）　115
HDS-R　205

〈I〉
IBM（kg）　126
Instrumental ADL　147

〈J〉
JCS　205
JOFT: jaw-opening force test　81

〈L〉
Leopold　92

〈M〉
MMS　205
MMT　207
Modified Water Swallowing Test
　78
MWST　78

〈O〉
occupational therapist: OT　145
OHAT　149
oral Health assessment tool　149

〈P〉
physical therapist: PT　145
positioning　106
Prader-Willi 症候群　39
professional oral health care：
　POHC　139

〈R〉
Refeeding 症候群　123
Repetitive Saliva Swallowing Test
　77
Robin シークエンス症候群　34
ROM　207
RSST　77

〈S〉
SIAS　206
Silver-Russell 症候群　41
speech therapist: ST　145
SpO_2　155
STEF　207

〈T〉
Treacher-Collins 症候群　35
TSF（mm）　126

〈V〉
VE　82, 88
VF　82, 85

執筆者一覧

編　植田耕一郎（日本大学歯学部摂食機能療法学講座）
　　阪口　英夫（医療法人永寿会　陵北病院歯科診療部）
　　糸田　昌隆（大阪歯科大学　医療保健学部口腔保健学科，
　　　　　　　　大阪歯科大学附属病院　口腔リハビリテーション科）

執筆　粟屋　　剛（あわや歯科医院，日本大学歯学部摂食機能療法学講座）
　　　糸田　昌隆（大阪歯科大学　医療保健学部口腔保健学科，
　　　　　　　　　大阪歯科大学附属病院　口腔リハビリテーション科）
　　　今井美季子（大阪歯科大学附属病院口腔リハビリテーション科）
　　　植田耕一郎（日本大学歯学部摂食機能療法学講座）
　　　尾﨑研一郎（足利赤十字病院　リハビリテーション科）
　　　貴島真佐子（社会医療法人　若弘会わかくさ竜間リハビリテーション病院）
　　　阪口　英夫（医療法人永寿会　陵北病院歯科診療部　副院長）
　　　寺本　浩平（医療法人社団 LSM 寺本内科歯科クリニック）
　　　戸原　　玄（東京医科歯科大学大学院医歯学総合研究科高齢者歯科学分野）
　　　中山　渕利（日本大学歯学部摂食機能療法科講座）
　　　西村　智子（梅花女子大学食文化学部　管理栄養学科）
　　　蓜島　桂子（浜松医療センター　歯科口腔外科）
　　　蓜島　弘之（松本歯科大学地域連携歯科学講座）
　　　原　　豪志（東京医科歯科大学大学院医歯学総合研究科　高齢者歯科学分野）
　　　横山　雄士（横山歯科医院）

（五十音順）

歯科衛生士のための口腔ケアと摂食嚥下リハビリテーション

2009 年 2 月 24 日　第 1 版・第 1 刷発行
2018 年 3 月 5 日　　第 1 版・第 4 刷発行
2019 年 3 月 31 日　 第 2 版・第 1 刷発行（改題）

編　　植田耕一郎，阪口英夫，糸田昌隆
発　行　一般財団法人　口腔保健協会
〒170-0003　東京都豊島区駒込 1-43-9
振替 00130-6-9297　Tel. 03-3947-8301（代）
Fax. 03-3947-8073
http://www.kokuhoken.or.jp/

乱丁，落丁の際はお取り替えいたします。　　　　印刷／精文堂印刷・製本／愛千製本
© Hideo Sakaguchi, et al. 2009. Printed in Japan ［検印廃止］
ISBN978-4-89605-356-2 C3047

本書の内容を無断で複写・複製・転写すると，著作権・出版権の侵害となることがありますのでご注意下さい。

|JCOPY| <（一社）出版社著作権管理機構　委託出版物>
　本書の無断複写は著作権法上での例外を除き禁じられています。複写される場合は，そのつど事前に，（一社）出版者著作権管理機構（電話 03-5244-5088，FAX 03-5244-5089，e-mail: info@jcopy.or.jp）の許諾を得て下さい。